W0308325

Guérisseurs

MONIQUE CARA

guérisseurs

secrets et portraits, recettes et remèdes de A à Z

préfacé par Maurice Mességué
et Michel Bontemps

MENGES

Guérisseurs
est une création
des Éditions Mengès

Documentation et enquêtes : Ronald Mary
Maquette de couverture : Studio W2V, Paris
Photogravure : Clémenceau, Paris
Composition/photogravure : Eurocomposition, Sèvres

Nous remercions particulièrement Maurice Mességué et Michel Bontemps pour l'aide précieuse qu'ils nous ont apportée lors de la rédaction de cet ouvrage.

Nous nous joignons à l'auteur pour inviter nos lecteurs à faire preuve de bon sens lors de l'utilisation des remèdes et recettes et leur conseillons, de toutes façons, en cas de doute ou de troubles persistants, de consulter leur praticien.

Première édition

© 1986, Éditions Mengès
13, passage Landrieu, 75007 PARIS
ISBN : 2856202659
Tous droits de traduction, d'adaptation et de reproduction sous quelque forme que ce soit, réservés pour tous pays.

A mon père, qui m'a transmis son esprit curieux et tolérant.

Au Professeur Joseph Kerharo, qui m'a appris la magie des plantes.

Monique Cara

PROLOGUE DE
Monique Cara

J'ai toujours été intéressée par le phénomène des « guérisseurs », des « autres médecines », et des soins par les plantes. Sans doute est-ce parce que, dès mon enfance, deux expériences m'ont amenée à réfléchir à cette question.
A l'âge de cinq ans, en effet, je tombe dans les braises rouges d'un brasero posé à terre. Cela se passe au Maroc. La brûlure, très profonde, ne se referme pas et, pendant huit mois, mes parents courent les meilleurs spécialistes de l'époque : en vain. C'est alors qu'une très vieille femme marocaine se présente un jour à la maison. Elle a entendu parler de mon accident et de ma guérison impossible ; elle propose ses services. Après tout, pourquoi pas ? se disent mes parents. Alors, cette femme va venir tous les matins chez moi, et m'enduire avec une sorte de pommade de sa préparation à base d'huile d'olive et de plantes dont elle a le secret. Trois semaines plus tard, la blessure est pratiquement sèche. Un mois après, je suis

totalement guérie. Aujourd'hui, je n'ai conservé aucune cicatrice de cette grave brûlure.

Quelques années plus tard, toujours en Afrique du Nord, je suis victime, un dimanche, d'une insolation. C'est à nouveau une vieille femme qui me soigne. Je n'ai jamais oublié la scène : moi couchée, brûlante de fièvre, elle près de moi, la main sur mon front. Une heure après, ma température est normale, elle m'a, selon son expression imagée, « enlevé le soleil »...

Parallèlement à cela, je dois avoir l'honnêteté de dire que j'ai tout de même été suivie, soignée et guérie par des médecins remarquables qui m'ont sortie d'un certain nombre de mauvais pas dont je vous ferai grâce, mais ces deux premières expériences de guérisons fulgurantes m'ont profondément marquée. Plus tard, c'est en Afrique noire, au Sénégal, il y a plus de vingt ans, que je pénètre de nouveau dans le monde des guérisseurs et dans celui des plantes. A cette époque, je fais la connaissance du Pr Joseph Kerharo*, spécialiste de ce qu'il appelle l'« Éthnopharmacognosie », c'est-à-dire l'étude des médicaments mis par la nature à notre disposition. Pendant plus de quarante ans, ce chercheur passionné s'est attaché à redonner authenticité et efficacité aux pharmacopées africaines. Dans ce but, il a vécu en brousse auprès de guérisseurs, de féticheurs, de marabouts, d'exorcistes ou autres connaisseurs de simples, et consigné ensuite, par écrit, tous leurs secrets recueillis à force d'amitié et de patience. La somme de ses ouvrages est reconnue aujourd'hui par tous ses pairs de la faculté comme une base inestimable pour rechercher de nouveaux moyens de guérir.

J'ai eu le bonheur de bien connaître le Pr Kerharo, hélas

* Joseph Kerharo : professeur honoraire de la faculté de médecine et de pharmacie de Dakar, membre et lauréat de l'Académie de pharmacie, lauréat de l'Académie des sciences, expert et consultant de l'ONU, auteur de nombreux ouvrages.

décédé depuis peu. C'est lui qui m'a appris les recommandations de la Bible conseillant à l'homme de « sortir de terre ses médicaments », qui m'a appris aussi l'importance du monde végétal dans l'art de guérir.
Ces leçons, je ne les ai jamais oubliées.

Bien des années plus tard, devenue journaliste, je me suis rendu compte à quel point le sujet des « médecines parallèles » passionnait les Français. Que ce soit à France-Inter, au cours de l'émission « Question pour un samedi », ou à Antenne 2, à « C'est la vie », puis à « Un temps pour tout », il ne se passait pas un voyage en province sans que l'on nous propose, aux uns ou aux autres, des sujets sur les « guérisseurs », et nous recevions, chaque jour, du courrier de toute la France. Ma rencontre avec Michel Bontemps a été déterminante. Je connaissais, depuis quelques années déjà, le sérieux et la compétence de Michel, sa volonté de soigner les autres, son amour des plantes et des méthodes naturelles de soins. Alain Valentini et moi lui avons donc demandé de présenter régulièrement, dans notre émission « Un temps pour tout », des recettes de santé exclusivement à base de plantes et de produits naturels. Le succès a été immédiat, nous apportant quelque cinq mille lettres par semaine et un taux d'écoute de 13,5 % en moyenne.
Ce que le public appréciait le plus dans cette rubrique, c'était le côté simple et pratique des recettes.
Simple et pratique, c'est aussi ce que sera, je l'espère, ce livre, qui est en quelque sorte le résultat de tout ce que j'ai vécu. Il y a en France plus de quarante mille guérisseurs, parmi lesquels beaucoup sont respectés et appréciés. Pourquoi, alors, n'en avoir choisi que dix ?
Parce que ce livre n'est pas un guide exhaustif des guérisseurs, mais plutôt un tour d'horizon **à vocation pratique**, je le répète, des médecines douces les plus sérieuses illustrées par le portrait d'un guérisseur **incontesté**.

Incontesté parce qu'il fait ses preuves auprès de nombreux malades, mais, aussi, parce qu'il travaille en harmonie avec des médecins ouverts à d'autres techniques de soins que celles de la médecine « officielle ». Mon propos dans ce livre n'est pas de critiquer systématiquement la médecine ni d'encenser exagérément les guérisseurs.
Je suis persuadée, en effet, qu'ils sont animés, les uns et les autres, d'un profond besoin de soulager et de guérir, et que ce trait commun pourrait, devrait leur permettre de travailler et d'avancer ensemble. Beaucoup l'ont compris et échangent leurs connaissances pour le plus grand bien de leurs malades. Mais ils sont encore trop peu nombreux. Car, c'est vrai, il y a parmi les guérisseurs des charlatans. Il en existe dans toutes les professions... Mais lorsque ce problème touche le domaine de la santé, il faut être vigilant au plus haut point. La plupart d'entre eux, d'ailleurs, sont favorables à un bon balayage devant leur porte et prêts à passer des « examens » devant des personnalités médicales reconnues. Pourquoi ne pas envisager, par exemple, de séparer le bon grain de l'ivraie en décernant à ces praticiens « hors normes » une sorte de label de qualité ?

La seconde partie de cet ouvrage répond particulièrement à mon souci de réaliser un livre pratique. Elle vous informe tout d'abord sur les principales propriétés des plantes, fruits et légumes les plus courants. Mais elle consiste surtout en un dictionnaire des maladies et vous offre, pour chaque cas, un certain nombre de recettes que j'ai récoltées au cours de mon enquête. Ce sont des recettes de « bona fama », c'est-à-dire de bonne renommée, qui ont fait leurs preuves à travers les siècles, constituant un patrimoine qu'il était urgent de sauver. Comme en Afrique noire, la plupart d'entre elles nous ont été transmises par tradition orale et menaçaient d'être englouties par le grand « chamboulement » médical de ces dernières années. A base de plantes et de produits naturels, elle sont toutes très efficaces. Mais il est important de bien respecter les doses, car certaines plantes peuvent être miraculeuses prises à petites doses et se révéler nocives si elles sont prises en trop grandes quantités. Le romarin et le thym, par exemple, absorbés sans discrimination et pendant une longue période sous forme d'infusions, peuvent provoquer de l'hypertension. Autre point sur lequel je voudrais insister : les recettes que je vous donne ici ne sont *en aucun cas* des remèdes contre des maladies graves et durables. Elles permettent simplement de soigner sans danger les maux les plus courants ou chroniques de la vie quotidienne, *de façon naturelle*, et en évitant les médicaments. On sait, en effet, aujourd'hui que les médicaments ne font pas que guérir et j'en veux pour preuve les rapports de l'Organisation mondiale de la santé (l'OMS) qui affirment que les médicaments sont plus ou moins directement responsables de 60 % des troubles recensés ou d'effets secondaires. Ces recettes que je vous livre ont traversé les siècles et fait la preuve de leur efficacité. Mais que cela ne vous empêche pas de consulter votre médecin, si le besoin s'en fait réellement sentir un jour.

Pour être tout à fait complète, il m'importait enfin de demander leur point de vue à deux personnalités du monde paramédical que plus personne ne songe à contester, il s'agit de **Maurice Mességué**, qui mène depuis des années un combat courageux pour assainir le marché des plantes en France, et de **Michel Bontemps**, qui lutte de son côté avec acharnement pour que soient enfin reconnus les thérapeutes, les guérisseurs, les techniques de soins qu'ils utilisent. Pour répondre enfin aux esprits cartésiens, je voudrais citer Descartes lui-même : « Pour atteindre à la vérité, il faut, une fois dans sa vie, se défaire de toutes les opinions que l'on a reçues, et reconstruire de nouveau, et dès le fondement, les systèmes de ses connaissances. »

PREFACE DE

Maurice Mességué

Il m'est difficile d'imaginer que la santé, en France, puisse dépendre uniquement du corps médical officiel.
Ma longue expérience de phytothérapeute et les relations que j'ai pu nouer avec nombre de mes confrères thérapeutes naturels et surtout avec leurs patients m'ont, en effet, convaincu du rôle essentiel des médecines dites parallèles pour notre bien-être et notre guérison à tous.

Car il faut le dire, bien que décriés, accusés, parfois même condamnés, les guérisseurs y ont été aussi de leurs petites pierres pour construire cette belle cathédrale qu'est « l'art de guérir ». Je pense, en disant cela, à tous ces acupuncteurs, chiropracteurs, homéopathes ou phytothérapeutes sans diplôme qui ont fait accepter, non sans mal d'ailleurs, leurs techniques parmi les thérapies les plus reconnues, si ce n'est parfois même au sein des amphithéâtres de nos vieilles universités.

Et je parle d'expérience. Hier encore, mes ennemis me traitaient de guérisseur, insulte suprême à leurs yeux, et m'accablaient de procès. Mon tort ? Vouloir faire connaître et apprécier le traitement par les plantes... Aujourd'hui, ce pionnier de la phytothérapie que je suis est fier de constater que l'art de guérir par les simples s'impose à tous.

Plus personne, en effet, ne songe à nier les effets bénéfiques du thym, de la sarriette, de la violette ou de la rose... Car, dans mes livres, je me suis toujours efforcé de choisir, parmi les fleurs et les plantes de nos campagnes et de nos jardins, celles qui exercent la meilleure action thérapeutique. Je laisse volontiers au pharmacien la manipulation des plus toxiques : la colchique, la ciguë, la jusquiame ou les renoncules, car ma devise est : *Primum non nocere* : d'abord ne pas nuire.

Je me suis toujours attaché aussi à ce que chacun soit son propre phytothérapeute...

C'est mon père qui m'a enseigné la magie des herbes du terroir. J'ai moi-même, ensuite, mené beaucoup d'expériences sur les plantes au cours de mes années de pratique et ressenti combien il faut de patience et d'amour pour arriver à sentir, deviner et aller jusqu'à prédire l'effet de telle fleur sur tel état ou symptôme particulier... J'ai donc le sentiment profond que ce savoir doit pouvoir se transmettre auprès d'un public très large, mais se transmettre de façon responsable. C'est, en tout cas, ce que j'essaie de faire, depuis des années.

Attention ! Pollution

J'ai donné beaucoup de moi-même dans ce combat pour imposer la phytothérapie. Aujourd'hui, c'est chose faite et pourtant... Pourtant notre civilisation de destruction de la nature ne me permet pas encore de me reposer...

Je préconise depuis longtemps la santé par les plantes, mais

par des plantes saines et je n'insisterai jamais assez sur ce problème capital de la pollution des plantes médicinales. Force nous est aujourd'hui de constater que la terre entière a été aspergée de substances nocives : engrais industriels, pesticides, herbicides, insecticides, émanations d'usines... Savez-vous que l'on trouve même du DDT dans les graisses des manchots de l'Antarctique ? Savez-vous que tous ces produits, même s'ils sont autorisés par les services sanitaires, sont toujours polluants et donc agressifs ? Savez-vous que certains fongicides organo-soufrés comme les dithio-carbamates se transforment, sous l'effet de la chaleur (l'eau chaude de votre infusion, par exemple) en éthylène-thiouré, agent cancérigène secondaire ?... Ils sont pourtant présentés comme inoffensifs !
C'est contre cela que je continue à me battre depuis des années, au risque, une fois de plus, de passer pour un « dérangeur ». Mais j'en ai l'habitude... Alors, je ne le répèterai jamais assez, je ne l'écrirai jamais assez, il est bon de se soigner par les plantes, *mais il faut que ces plantes soient saines.*

Les meilleures plantes sont celles que l'on cultive dans son jardin, à l'abri de la pollution, que l'on soigne et récolte avec amour... mais tout le monde n'a pas un jardin ! Et même ceux qui en ont un sont parfois, sans le savoir, des pollueurs de plantes médicinales, utilisant, pour les soigner, de véritables poisons. Dernièrement, la revue *Que Choisir* de mars 1986 a publié un article « La mort en vente libre » dénonçant la vente à des jardiniers amateurs de substances inscrites au tableau A. Le tableau A est le tableau où sont recensés les substances vénéneuses et les produits les plus toxiques, comme le cyanure ou l'arsenic. Et ceux-ci sont vendus sans précaution, ni indication, en contradiction flagrante avec la réglementation. C'est très grave !

Il faut donc rechercher des plantes provenant de cultures

contrôlées, et dont les teneurs résiduelles en pesticides ont été analysées par des laboratoires spécialisés. Il faut qu'elles aient été sélectionnées, notamment sur le critère des Limites Maximales de Résidus (L.M.R). Ces L.M.R. de pesticides pour les plantes médicinales sont officiellement établies dans nombre de pays européens. Elles n'existent pas encore en France, mais je crois que cela va venir...

Déjà, dans ces pays, dès que les plantes dépassent les normes, elles sont retirées immédiatement de la vente. Les pouvoirs publics estiment, en effet, qu'au-delà de la L.M.R. considérée, la plante peut être dangereuse.

Au cours d'un colloque, un professeur de faculté de pharmacie française, grand spécialiste des plantes médicinales, répondait à la question : « A quoi reconnaît-on une bonne plante » ? par la phrase : « On la reconnaît aux analyses ».

Oui, aujourd'hui, il faut exiger les analyses de pesticides : le problème est trop grave pour l'ignorer.

Assurez-vous donc toujours de l'origine de la production des plantes, demandez au besoin un certificat attestant leur mode de culture et les analyses subies. Si les choses ont été faites dans les règles, le pharmacien ou l'herboriste doit pouvoir vous en fournir la preuve.

Le rôle de la médecine

L'art de guérir ne date pas du XXe siècle. Même si, ces dernières années, la science médicale a fait des découvertes considérables, il n'en demeure pas moins vrai que nos ancêtres, de l'Antiquité à nos jours, d'Hippocrate en passant par Paracelse, Ambroise Paré ou Pasteur, avaient découvert, en leur temps, bien des façons de soigner. Notre monde rural a su d'ailleurs conserver, protéger, la puissante tradition de ses origines, de ces époques où le médecin et tout son arsenal thérapeutique n'existaient pas et où la guérison se fondait sur de vieilles recettes et pratiques empiriques. Aujourd'hui encore, dans de nombreuses régions, on trouve des personnes qui ont « le don » et maintiennent un certain type de communication face à une médecine trop technicienne et une chimiothérapie agressive, souvent dangereuse lorsqu'elle est mal contrôlée.

Pour moi pourtant, une bonne médecine se doit d'exploiter toutes les ressources que la nature et l'intelligence des hommes mettent à sa disposition. Et il est réconfortant d'observer que presque tous les cours inauguraux en faculté reprennent les principes de Trousseau, ce grand clinicien tourangeau, qui recommandait à ses élèves « moins de science et plus d'art ». Trousseau n'hésitait jamais à aller personnellement vérifier sur place la valeur d'un traitement populaire méconnu des médecins de l'époque.
Est-il donc préférable de continuer de souffrir avec des traitements chimiques ou d'essayer de guérir par tous les remèdes qui ont fait leurs preuves, parfois depuis des millénaires ? Je pose la question... Mais je sais que déjà les médecins qui viennent à nous sont nombreux et cherchent ouvertement à établir, non seulement le dialogue, mais aussi un travail commun avec nous. Preuve, s'il en fallait, que nos efforts n'auront pas été vains...

Les plantes, compléments de la médecine

Je l'ai écrit souvent, trop nombreux sont les malades qui essayent de chasser leur mal à coups de canon, alors qu'un fusil en bois suffirait. Et c'est bien parce que les plantes sont de petites armes légères, adaptées et efficaces, que je crois en elles. Mais, bien sûr, il n'est pas question de vouloir remplacer définitivement un traitement médico-pharmaceutique par des tisanes ou des infusions. Néanmoins, il faut savoir qu'elles peuvent, non seulement aider un traitement en cours, mais aussi soigner efficacement des maladies bénignes ou chroniques. Je n'ai jamais dit autre chose… Usez donc des plantes, et de plantes saines mais que cela ne vous empêche pas de consulter votre médecin si nécessaire…

LE POINT DE VUE DE

Michel Bontemps

Y aurait-il en France plus de guérisseurs que de médecins ? Certaines statistiques indiquent, en effet, quelque 40 000 thérapeutes « parallèles » pour 100 000 praticiens diplômés de la Faculté. Si ces chiffres sont exacts, ils indiquent à quel point le phénomène est d'importance dans notre pays, ils sont également la preuve que les Français ont de plus en plus besoin d'autres techniques de guérison que celles qu'on leur propose habituellement. Il faut cependant faire la part des choses. S'il n'est pas impossible de trouver encore, au fin fond de nos campagnes, certains de ces rebouteux ou détenteurs de secrets sortis tout droit du Moyen Age, il faut reconnaître que les guérisseurs d'aujourd'hui, les plus réputés d'entre eux en tout cas, ne s'appuient plus simplement sur leur « don » pour soulager et guérir. La plupart pratiquent le magnétisme et croient en cette force qui apaise, tonifie et stimule l'autodéfense d'un organisme, mais beaucoup ont en plus de ce « don » développé et enrichi de nouvelles thérapies, comme la sympathicothérapie, l'auriculothérapie, le laser, la radiesthésie ou la chiropractie.

Il est vrai aussi que si, dans l'esprit de beaucoup de Français, le guérisseur est le détenteur d'un pouvoir magique, cela répond non seulement à notre éternel besoin de merveilleux, mais aussi à un désir d'écoute, dans un monde où tout va trop vite. Force nous est de constater, en effet, que la médecine moderne établit de plus en plus une distance entre le patient et son thérapeute : trop peu d'attention de la part du médecin, trop de silence sur le dossier médical, trop de formalités administratives ont contribué à cet éloignement. Le résultat est qu'aujourd'hui les cabinets médicaux se vident au profit de ceux des guérisseurs. Cela est d'autant plus vrai qu'à la science froide des uns correspond le charisme des autres car les guérisseurs sont, dans leur grande majorité, des gens débordants d'amour, de chaleur humaine, de vie, en un mot : de magnétisme. Pour eux, les remèdes, les plantes, les techniques, les prières ne sont que les vecteurs de leur rayonnement et de l'amour qu'ils portent à leurs malades.

Le stress : maladie des temps modernes

Une autre raison pour laquelle, je crois, le public a retrouvé spontanément le chemin des médecines parallèles, est que parmi les guérisseurs beaucoup sont spécialistes des maladies du stress. Grâce aux travaux de Hans Selye*, il y a quelques années, on s'est aperçu que la plupart des maladies chroniques sont des maladies de stress. Le stress est non seulement responsable de la nervosité, de la majorité des dépressions, des migraines, de l'insomnie et de l'angoisse, mais aussi du diabète, de certaines maladies cardio-vasculaires, de certaines

* Hans Selye : physiologiste canadien qui, le premier, a défini les symptômes du stress.

formes d'asthme, des troubles digestifs et de la fatigue (cette liste n'est pas exhaustive). Or, quand on sait qu'il est provoqué par les contraintes de la vie moderne (nourriture inadaptée, rythme de la ville, air pollué), on ne comprend pas pourquoi, bien souvent, la médecine traditionnelle propose, en matière de soins, des médicaments qui sont eux-mêmes des agents stressants. Il faut savoir en effet que, comme tous les produits chimiques, les médicaments provoquent dans l'organisme une réaction de rejet qui ne fait qu'accentuer les troubles déjà ressentis par le patient.

Pourtant, il existe des méthodes douces permettant de lutter efficacement contre le stress :

— La sophrologie, par exemple, qui apprend au patient à se prendre en charge soi-même ;

— La sympathicothérapie qui « court-circuite », en quelque sorte, l'état de stress ;

— La musicothérapie qui permet également de traiter des patients nerveusement déséquilibrés. (Regardez d'ailleurs à quel point les musiciens de métier semblent heureux et vivent vieux.)

D'autres méthodes produisent des résultats satisfaisants. Je citerai le magnétisme, l'homéopathie, la chromothérapie (ou si vous préférez les soins par les couleurs), l'auriculothérapie, l'acupuncture, etc.

Pour ma part, je me sers régulièrement aussi de l'astrologie médicale pour connaître le terrain d'un individu. J'ai de multiples fois constaté que le signe astral est déterminant pour la santé. Ayons donc l'humilité de reconnaître ces influences et l'intelligence de compter avec cette énergie astrale qui agit sur chacun d'entre nous et sur laquelle enfin un certain nombre de chercheurs commencent à se pencher très sérieusement.

Il est d'ores et déjà certain que la médecine de demain sera essentiellement basée sur la maîtrise de certaines énergies. Les travaux actuels sur le laser, les ondes hertziennes, les ondes pulsées par exemple, améliorent notamment certains états cancéreux. Je crois que l'évolution se fera dans le sens d'une médecine sans médicaments. Le phénomène des guérisseurs ne sera donc pas, à mon avis, menacé. Nous avons encore trop besoin de croire au merveilleux et à une vraie chaleur humaine.

Médecins et guérisseurs

Heureusement, en ce domaine, les choses ont commencé à bouger. Il y a quelques siècles, la différence entre le médecin diplômé et celui qui possédait seulement « le don » n'était pas toujours évidente. Depuis 1892, seul le titulaire d'un diplôme d'État a le droit d'exercer la médecine en France. Le code est donc très rigide en ce qui concerne les prescriptions thérapeutiques. Personne n'a le droit, par exemple, de proposer, ne serait-ce que verbalement, à sa voisine : « Prenez une infusion de thym, cela vous fera du bien aux bronches. » Et pourtant...

Pendant des années, les guérisseurs accusés d'exercice illégal de la médecine ont donc été traînés devant les tribunaux et ont subi des procès retentissants. Ils ont, la plupart du temps, gagné la clémence des juges et celle des jurés grâce à l'afflux de témoignages de guérison. Aujourd'hui, les procès se font plus rares. Le monde médical officiel commence même à s'ouvrir aux méthodes des guérisseurs. On ne compte plus le nombre de médecins acupuncteurs, homéopathes, phytothérapeutes, ou, plus récemment, sympathicothérapeutes.

Un espace légal pour les guérisseurs

Pourtant, pourquoi le savoir serait-il en totalité détenu par une seule corporation ? Je pense, pour ma part, qu'il serait largement temps d'aménager, aussi, un espace légal pour ces

autres thérapeutes que sont les guérisseurs, qui ont prouvé maintes fois leur efficacité.
Dans cette optique, on pourrait alors envisager de les faire reconnaître officiellement comme praticiens par un collège qui serait en partie composé de médecins. Ce système aurait l'avantage de localiser chacun d'eux et de contrôler son activité. C'est, en tout cas, ce que réclament tous les guérisseurs sérieux. Car, je le répète, lorsqu'un praticien, quel qu'il soit, travaille depuis des années avec une clientèle fidèle et nombreuse, c'est qu'il a obtenu des résultats positifs. Le bon sens populaire ne se laisse pas abuser longtemps. Et même s'il est vrai que l'on trouve, parmi eux, des individus plus ou moins sérieux, je suis persuadé que, pour la plupart, ils exercent leur talent au mieux et dans l'intérêt de tous. Je crois profondément qu'un jour viendra où tous les thérapeutes, diplômés et autres, sauront mettre en commun leurs connaissances pour arriver à une médecine idéale. Car, finalement, le seul but n'est-il pas de guérir ?

PORTRAITS DE GUÉRISSEURS

Jacques Alalouf

Magnétiseur de père en fils

Un certain jour de mars 1951, un petit garçon entre dans le bureau de son père. Celui-ci, Serge-Léon Alalouf, le plus « grand guérisseur du XXe siècle », discute avec des journalistes, toujours très nombreux à vouloir percer le mystère des Alalouf.

L'enfant joue un moment dans la pièce, indifférent aux propos qui sont échangés, jusqu'au moment où, tout naturellement, il prend, dans un vase posé sur la table, un bouton de rose fermé. Et, devant les journalistes médusés, la fleur s'ouvre, en quelques secondes, dans les mains de l'enfant… « Le don familial, c'est cela, messieurs », explique Serge-Léon Alalouf. Le lendemain, les journaux publieront la photo de celui que l'on appelle désormais « le petit guérisseur à la rose ». Jacques Alalouf, venait d'être consacré publiquement l'héritier du don exceptionnel de guérison qui, depuis plusieurs générations, est dans sa famille.

Marchand de jouets

Sur le moment, l'enfant n'a pas très bien compris l'étonnement qu'il suscitait. Sa vie ne s'en trouve en rien perturbée et il grandit aux côtés de ses parents et de son frère, Serge. Ils mènent tous deux une scolarité normale, protégés du mieux possible de l'intérêt passionné que provoque leur père dans le monde entier. Il y a, en effet, toujours beaucoup de monde dans la petite maison familiale de Toulouse. Des patients d'abord : de toutes origines, de toutes conditions, de toutes nationalités... et puis des journalistes, toujours très nombreux à vouloir rencontrer celui qu'ils appellent, à longueur d'articles, « le plus grand guérisseur du monde ». Des scientifiques aussi, qui prennent le phénomène très au sérieux et l'étudient avec intérêt.

Les parents Alalouf font donc tout leur possible pour mettre leurs enfants à l'abri de tout ce tapage fait autour de leur nom. Mais les deux adolescents n'ignorent pas cependant le revers de la médaille : les tracas administratifs et les procès en nombre. Voilà pourquoi, d'ailleurs, Serge-Léon Alalouf ne tient pas à ce que ses fils suivent sa trace. Pourtant, il était dit que le besoin de guérir était inscrit dans les gènes de la famille. Serge entreprend des études dentaires. Il est aujourd'hui chirurgien dentiste.

Mais Jacques, lui, se sent plutôt attiré par les jouets, refusant peut-être en cela d'entrer trop vite dans le monde des adultes. A 23 ans, il est donc propriétaire d'une petite fabrique de jouets scientifiques qu'il invente, construit et vend. L'affaire, qu'il a créée tout seul, marche bien et son avenir est assuré. Allait-il échapper à son destin de guérisseur ?

La lignée se perpétue

Mais un banal accident de voiture dont son père est victime va bouleverser la vie paisible du jeune marchand de jouets. Blessé, Serge-Léon Alalouf se trouve temporairement privé de l'usage de ses mains. Il ne veut cependant pas abandonner ses malades. Or, si Jacques n'en est pas convaincu, son père, lui, sait qu'il a le « pouvoir ». Il le sait depuis ce jour de mars 1951 où la fleur s'est ouverte dans les mains de l'enfant. Il lui demande alors de le remplacer au plus vite. Jacques obéit, et il réussit, de façon remarquable.

A partir de ce jour, il ne pourra plus jamais faire autre chose que guérir. « Quand on a goûté aux plaisirs du don de soi, explique-t-il, quand on a ressenti la force des liens affectifs qui unissent celui qui soigne et celui qui souffre, malgré la fatigue, malgré les problèmes, on ne peut plus s'arrêter. »

Alors, lorsque Serge-Léon Alalouf, rétabli, peut reprendre ses activités, il accepte de prendre son fils avec lui. Jacques vend sa fabrique de jouets et travaille pendant plusieurs années avec son père, apprenant ses techniques, expérimentant la force de son propre magnétisme sur des malades qu'il soulage et qu'il guérit. Peu à peu, il commence à voler de ses propres ailes, s'attachant de nombreux patients, fidélisant une clientèle de plus en plus importante.

Encouragé par son père, il décide d'ouvrir son propre cabinet à Beauzelle, dans la Haute-Garonne, région à laquelle il est très attaché et qui, surtout, ne l'éloigne pas trop de son père, toujours à Toulouse. Jusqu'en 1982, Jacques Alalouf installe sa réputation de guérisseur dans ce village. Mais la mort de son père, cette année-là, va le ramener dans la ville rose et lui faire reprendre le cabinet et le flambeau paternels.

LA TECHNIQUE DE JACQUES ALALOUF

Il n'est pas rare (cela arrive à la seule demande du patient) que Jacques Alalouf consulte individuellement. Mais, comme son père, il reçoit surtout ses malades en groupes de 10 à 15 personnes. Pour lui, en effet, « le groupe favorise le transfert d'énergie ». Les patients ont d'ailleurs plaisir à se retrouver, régulièrement, au sein de la même équipe qui se transforme, au fil des jours, en une petite famille. De véritables chaînes d'amitié se sont ainsi formées, instaurant un terrain favorable à la guérison.

Les patients sont donc assis en arc de cercle autour du magnétiseur qui se déplace de l'un à l'autre, imposant d'instinct ses mains à l'endroit douloureux, à travers les vêtements. Jacques Alalouf ne fait qu'une seule recommandation : ne pas joindre les mains, car cela arrête le fluide.

Ainsi, jour après jour, selon une technique simple et immuable, Jacques Alalouf se contente d'imposer les mains sur ses patients et de leur transmettre cette force de guérison qu'il a en lui et qu'il tient de sa famille. Il ne fait rien d'autre.

Et, chaque jour, aussi incompréhensible que cela puisse paraître, les douleurs disparaissent, et la santé revient, même dans les cas les plus désespérés. Mais ce n'est pas tout.

Jacques Alalouf travaille aussi à distance sur des photos qu'il magnétise. Et il obtient de bons résultats.

La première fois que le guérisseur tente cette technique, c'est pour aider une jeune femme qui vient un jour le trouver : son mari souffre tellement des reins que certains mouvements lui sont totalement impossibles à effectuer. Malheureusement, le mari en question est un homme têtu qui n'aime ni les médecins, ni les chirurgiens, et encore moins les guérisseurs. Alors, il souffre le martyre.

Le magnétiseur demande à sa cliente une photo de son mari. Il la tient quelques minutes en main et la lui rend, en lui recommandant de la placer dans un endroit où son époux sera en contact avec elle, sous son oreiller, par exemple. Quelques mois plus tard, cette jeune femme est revenue avec un mari complètement guéri. Il est aujourd'hui l'un des plus ardents défenseurs de Jacques. Depuis, ce dernier travaille beaucoup à distance sur des photos, et avec succès. Pour le prouver, il peut, produire un nombre impressionnant de lettres de remerciements qui viennent de l'Europe entière. Certaines sont signées par les plus hautes personnalités du monde de la politique et du spectacle. Autre preuve de sa réussite : des médecins lui écrivent pour lui envoyer des patients pour lesquels la médecine ne peut rien faire.

Pourtant, cet homme timide, discret, humble au point qu'il faut lui arracher les mots, se dit simplement le « serviteur de tous ceux qui souffrent ». Il avoue aussi ses échecs, car parfois, dit-il, « le fluide ne passe pas, et je le vois dès la première séance. Cela ne veut pas dire que le malade est incurable mais simplement que le fluide ne passe pas. Alors, j'avertis le patient pour qu'il ne revienne pas. Il ne faut pas donner de fausses illusions. »

Mais ces cas sont exceptionnels et, le plus souvent, Jacques Alalouf réussit.

DES CAS DE GUERISON

Il est très difficile d'isoler, parmi plusieurs centaines de cas de guérison par an, quelques-uns seulement. Voici tout de même plusieurs anecdotes significatives.

La pince oubliée dans l'estomac

Un homme se présente un jour chez Jacques Alalouf. Il vient

d'assez loin car, depuis une opération chirurgicale bénigne, il souffre terriblement du ventre sans que personne trouve l'origine de son mal. C'est finalement un médecin qui l'envoie chez Jacques Alalouf. Celui-ci, selon son habitude, lui pose les mains sur le ventre et, immédiatement, sent au bout des doigts une réaction inhabituelle, comme si sa force magnétique était irrésistiblement attirée par quelque chose... « Vous avez du métal dans le ventre. Je ne peux rien pour vous. Retournez à l'hôpital vous faire radiographier. » Quelques semaines plus tard, effectivement, le malade, en pleine forme, vient confirmer au guérisseur son diagnostic : les chirurgiens avaient en effet « oublié » une pince dans son estomac.. Une nouvelle opération a tout remis en ordre.

L'enfant eczémateux

Jacques Alalouf reçoit un jour des parents affolés. Leur fils, un enfant de six ans, est couvert d'eczéma. Or, depuis plus d'un an, aucun traitement ne réussit car l'affection est à la fois externe et interne, provoquant des accès de fièvre permanents. Cette fois-ci encore, c'est un médecin qui lui envoie ces agriculteurs de la région de Cahors. Après six séances de magnétisme, l'enfant est totalement rétabli. La maladie n'est plus jamais revenue.

Le faux cancer de la vésicule

Une femme désespérée vient un jour consulter Jacques Alalouf. Elle se dit condamnée, car elle vient d'apprendre qu'elle est atteinte d'un cancer de la vésicule biliaire. Elle doit d'ailleurs commencer prochainement un traitement très long et très pénible ; on ne le lui a pas caché. Or, le guérisseur ne « sent » pas de cancer. Par contre, il repère d'importants troubles du système digestif et il demande à sa patiente de faire faire des examens complets de cette partie de son organisme. Le diagnostic se révèle exact. Après huit séances de magnétisme, cette dame est totalement guérie. Elle n'avait jamais eu de cancer.

La stérilité vaincue

Jacques Alalouf se souvient aussi de cette femme désolée de ne pas avoir d'enfant et qui était en traitement depuis plusieurs années. Elle avait consulté les plus grands spécialistes européens, en vain. Deux mois après le début du traitement, elle est enfin enceinte. Aujourd'hui, elle est mère de deux beaux enfants.

L'arthrose paralysante

C'est un homme perclus de rhumatismes que le guérisseur aperçoit un matin dans sa salle d'attente. Il marche si difficilement que son fils et sa femme l'accompagnent en le soutenant chacun par un bras. Lui aussi a essayé de multiples remèdes, pratiqué des cures dans un nombre incalculable de stations thermales. Rien n'y a fait, et c'est son médecin traitant qui, finalement, l'envoie chez Alalouf. Au bout de dix séances, il a retrouvé une allure de jeune homme. Depuis, il vient régulièrement avec son groupe prendre son comptant d'énergie.

Le zona de l'enfant

Pour Jacques Alalouf, l'un de ses résultats les plus spectaculaires, est sans nul doute la guérison du zona de ce jeune garçon de sept ans. Ce dernier a un zona irradiant du milieu de la colonne vertébrale jusqu'au niveau du plexus solaire. Les médicaments allopathiques classiques ne parviennent pas à le soulager et le pauvre gamin souffre terriblement. Il ne mange plus, ne dort plus, ne va plus du tout à l'école. Dès la première séance, les douleurs disparaissent ; à la seconde séance, il retrouve appétit et sommeil. Au bout de quatre séances, les médicaments sont abandonnés. L'enfant est définitivement guéri.

L'hémorragie interne jugulée

Je vous l'ai dit, Jacques Alalouf traite aussi à distance, sur une photo qu'il magnétise, lorsque les malades n'ont pas la possibilité de se déplacer. C'est ainsi qu'il se souvient d'un homme venu le consulter pour sa femme hospitalisée depuis trois semaines. Celle-ci était victime d'une hémorragie interne que les médecins n'arrivaient pas à enrayer. Et, chaque jour, le pauvre homme attendait avec angoisse l'issue fatale. Il tenta donc une opération de la dernière chance auprès du magnétiseur, sur les conseils d'une infirmière de l'hôpital, et donna à Jacques Alalouf une photo de sa femme. L'hémorragie est enrayée en un quart d'heure et cette femme de commerçant, aujourd'hui en pleine santé, peut en témoigner.

LES « ALALOUF »

« C'est l'hérédité », répond invariablement Jacques Alalouf lorsqu'on essaie de lui faire expliquer ses dons : « Je suis né comme ça, comme d'autres sont nés avec les yeux bleus et les cheveux blonds. » Son père, Serge-Léon, n'avait pas d'autre explication : « Nous héritons, avait-il coutume de dire, de l'inconscient de ceux qui nous ont donné la vie et dont nous sommes la synthèse, comme nous héritons de leurs traits et de leurs tares physiques ou morales. »
Mais, chez Jacques, ce trait d'union avec les ancêtres va encore plus loin. Voilà, en effet, un homme qui ne parle jamais à la première personne, qui ne dit jamais : « Moi, Jacques Alalouf, je fais ceci ou cela », mais toujours : « Nous, les Alalouf, nous pensons que ou nous agissons ainsi... »
Pour comprendre cette attitude, qui est loin d'être de l'orgueil (Jacques est un homme timide et discret), il faut connaître l'histoire de cette famille extraordinaire.

Alice Alalouf, la Caucasienne

C'est dans les années 1850 que le nom des Alalouf et leur don exceptionnel deviennent célèbres. Mais le don est déjà dans la famille, originaire du Caucase, depuis plusieurs siècles, traversant les générations qui en font discrètement profiter leur entourage. Ce don, Alice Alalouf le possède, et le met en pratique lorsqu'elle débarque avec son mari en Grande-Bretagne, laissant derrière elle, et pour toujours, son Caucase natal. Au bout de quelques années d'une vie sans histoires, le couple décide d'émigrer à Salonique, où on lui propose un petit commerce de confection pour hommes. Ils laissent leur fils et sa jeune femme en Angleterre et s'installent donc, pour une nouvelle vie, sous le soleil de ce joli petit port grec, une vie tranquille partagée entre la boutique et la maison. Pourtant, très vite, la bonté, la disponibilité et surtout le don d'Alice vont venir perturber, si l'on peut dire, leur existence. Un jour, Alice apprend que le fils d'une de ses amies est très malade et que les médecins ne lui donnent plus que quelques jours à vivre. Sans hésiter, elle se rend au chevet du petit et le prend dans ses bras. Il est déjà dans le coma, totalement inerte. Au bout de quelques minutes, l'enfant se met à bouger, il ouvre les yeux et lui sourit. A partir de ce moment, la guérisseuse va venir chaque jour voir l'enfant et le prendre dans ses bras. Une semaine plus tard, il est sur pied, totalement, définitivement guéri. Alors comme on peut s'y attendre, le bruit du miracle se répand en ville comme une traînée de poudre.

La nouvelle est véhiculée de ville en ville, au-delà de la Grèce, jusqu'en Angleterre. On voit bientôt défiler chez Alice Alalouf des personnalités venues de l'Europe entière. A cette époque, la reine Marie d'Angleterre est très malade. Elle fait demander à Alice Alalouf de venir la soigner. Alice accepte, à la condition que son mari soit aussi du voyage. Et c'est ainsi que, pendant plusieurs années, Alice et son mari vont faire un certain nombre d'allers et retours entre Salonique et Londres pour soigner, avec succès, la reine d'Angleterre. Alice ne connaîtra plus jamais la vie tranquille d'une femme au foyer. On viendra la consulter du monde entier, et du monde entier lui seront envoyés des témoignages de reconnaissance. Il y a pourtant une ombre au tableau de sa vie. Son fils et sa belle-fille lui manquent. Elle insiste pour que le jeune couple vienne s'installer près d'elle, à Salonique. Elle réussit à les convaincre, et, un beau matin, le couple s'embarque à Southampton. La jeune femme est enceinte et ce qui devait arriver arrive : le bébé n'attend pas l'arrivée en Grèce pour faire son entrée dans le monde... Il naît en pleine mer, sur le bateau. On lui donne le nom de Serge-Léon. Ses parents ne savent pas encore que ce beau bébé qui sourit à la vie deviendra quelques années plus tard « le plus grand guérisseur du XXe siècle ».

Serge-Léon Alalouf et le poisson momifié

Jusqu'à l'âge de six ans, l'enfant grandit dans le port de Salonique, entre ses parents et ses grands-parents. Il ignore le don familial, il est trop petit. Seules comptent pour lui les parties de pêche avec son père. C'est justement au retour d'une de ces balades en mer, qu'un événement étrange va bouleverser sa vie. Ce jour-là, en effet, les poissons, fraîchement péchés, sont posés sur la table. Serge-Léon en chaparde un et va jouer dans une autre pièce, jusqu'au moment, où, lassé par le jeu, il jette le poisson dans sa caisse à jouets...

Ce n'est que huit jours plus tard qu'on le retrouve au milieu des jouets : il est intact, complètement momifié. Personne dans l'entourage — sauf peut-être Alice — ne comprend encore rien à ce qui se passe. Quelques jours plus tard, le même phénomène, ou presque, se reproduit. Comme tous les enfants de son âge, le petit Serge-Léon est fasciné par l'aquarium familial où évoluent des poissons rouges. Un jour, il ne peut plus résister : il plonge la main dans le bocal et retire l'un de ces poissons. Mais il n'a pas le temps de l'examiner. Au seul contact de sa main, la bête s'est desséchée.

A partir de ce jour, toute l'enfance et l'adolescence de Serge-Léon vont être marquées de faits plus troublants les uns que les autres. Pendant une leçon de violon, il approche la main d'un diapason, le son, aussitôt, devient plus grave. Il recommence plusieurs fois le « truc » du poisson, il momifie également des morceaux de viande, il « détraque », simplement en les touchant, des montres, et il a régulièrement des visions dignes des meilleurs voyants.

Tout cela est bien troublant pour tout le monde. Pourtant, ses parents tiennent à ce qu'il étudie. Ses dons ne doivent pas lui « tourner la tête ». Alors, Serge-Léon fait consciencieusement ses études et obtient, à 21 ans, un diplôme d'ingénieur de l'Institut électrotechnique. Faute d'emploi dans sa qualification, il ouvre un magasin de vente et de réparation d'appareils de TSF. Nous sommes en 1927. Serge-Léon Alalouf a 22 ans, et il est écrit quelque part que, comme sa grand-mère Alice, il ne va pas rester commerçant longtemps. Cette année-là, en voyage à Toulouse où il s'occupe de vendre ses appareils, il fait la connaissance d'un professeur de la faculté de médecine de la ville. Très spontanément, il lui parle du don familial et des expériences qu'il a vécues. Fort intéressé, le professeur lui demande alors d'examiner l'un de ses patients récemment opéré et qui n'arrive pas à cicatriser. Serge-Léon accepte de poser la main sur la plaie. Le lendemain, celle-ci est à moitié refermée et, quelques jours plus tard, la cicatrisation est totale. Serge-Léon accepte ensuite de soigner un jeune homme qui souffre, lui aussi, d'une plaie ouverte sur la tête : c'est un succès.

Il ne repart pas à Salonique et plus jamais il ne réparera les postes de TSF. Désormais, installé à Toulouse, il va à son tour mettre au service des hommes ce don exceptionnel qu'il tient de sa lignée : celui de guérir.

Guérisseur des humbles et des célébrités

En très peu de temps, la renommée de Serge-Léon Alalouf devient nationale puis internationale. Sa célébrité, pourtant, ne lui tourne pas la tête. Il soigne aussi bien, et avec le même amour, les humbles et les plus grands de ce monde : des ouvriers et des ministres, des pauvres gens accablés de malheurs et des ingénieurs, des avocats, des magistrats et des médecins, beaucoup de médecins...

Parmi les personnalités qui font appel à celui qui devient

simplement Alalouf : le roi Alphonse XIII, souverain d'Espagne de 1902 à 1931 ; Edouard Herriot, maire de Lyon pendant cinquante ans et plusieurs fois ministre avant de devenir président de la Chambre de 1936 à 1940 et président de l'Assemblée nationale de 1947 à 1955 ; Sacha Guitry, et Fernand Gravey qui sont ses amis... Mais l'orgueil d'Alalouf, c'est l'amitié de Ghandi.

L'amitié de Ghandi

Alalouf se penche beaucoup sur les problèmes des déshérités. Il est célèbre, mais sa porte et son cœur sont ouverts à tous. Ainsi, il participe un jour à un congrès sur la misère humaine. Gandhi y assiste également. Les deux hommes sont aussitôt attirés l'un par l'autre. Ils ont le même charisme et se passionnent pour les mêmes causes. « Vous avez dira le mahātmā à Alalouf, un étonnant pouvoir de revitaliser les corps déficients », après que le guérisseur lui eut prodigué ses soins. Ces deux êtres exceptionnels vont d'ailleurs se revoir plusieurs fois au cours des nombreux voyages qu'Alalouf effectuera en Inde. Pour voir Ghandi d'abord, pour se rendre au Tibet ensuite, auprès d'un autre de ses amis : le dalaï-lama chef suprême de la religion bouddhiste, véritable « Dieu réincarné » pour des millions d'hommes, et seul dépositaire de secrets millénaires depuis que le Tibet a été annexé par la Chine. Alalouf s'est-il vu confier, à cette époque, quelques-uns de ces secrets ? Nul ne le sait, mais beaucoup le supposent.

Le dalaï-lama n'est d'ailleurs pas le seul chef spirituel qu'Alalouf soigne. Le pape fait également appel à ses services : il souffre de douleurs paralysantes du dos. Il suffira à Serge-Léon de quelques séances pour le remettre sur pied.

Une guérison en direct

Mais la guérison qui a le plus de retentissement dans la « carrière » du jeune guérisseur a lieu le 22 novembre 1952, devant la deuxième chambre de la cour d'appel de Paris. Alalouf est en effet accusé une fois de plus d'exercice illégal de la médecine.

De très nombreux témoins sont là pour attester de leur guérison : parmi eux un industriel, un écrivain, un avocat, une directrice de maison d'édition. Tous sont célèbres, responsables et affirment que seules les mains d'Alalouf les ont guéris.

Des médecins viennent également apporter leur témoignage. Pourtant, le président de la cour d'appel reste perplexe : il voudrait bien « voir pour croire » avant de rendre son verdict. Il demande alors si, parmi les avocats présents, il ne s'en trouve pas un qui serait malade et accepterait de mettre le guérisseur à l'épreuve. On voit à ce moment s'avancer un homme courbé par une sciatique qui le fait souffrir depuis plusieurs années. Serge-Léon s'approche de l'avocat et pose les mains sur la partie douloureuse. Le silence se fait dans l'enceinte, et, tout à coup, l'homme se redresse en criant : « Je suis guéri, je suis guéri, c'est un miracle ! » L'effet est, bien entendu, immédiat : Serge-Léon est acquitté et devient, dès le lendemain, pour la presse, « le plus grand guérisseur du monde ». Cette réputation, il va la garder jusqu'à sa mort, en 1982. Et elle sera étayée par un certain nombre d'expériences auxquelles il va se prêter volontiers.

Le cerveau d'Alalouf

L'étonnante carrière et les dons prodigieux d'Alalouf ont fait la stupeur du monde scientifique. En quarante ans de carrière, ce guérisseur hors du commun a reçu plus de quatre millions de malades dont 10 % déclarés incurables. Les patients venaient de partout, par autobus frétés spécialement de tous les coins d'Europe. En quarante ans, il a gagné des dizaines de procès et refusé des millions de dollars pour s'installer aux États-Unis.

Mais il a surtout accepté de se prêter à des expériences diverses auprès des plus grands scientifiques, curieux de comprendre l'origine de cet étrange pouvoir.

— Le Pr Muller constate d'abord qu'une lampe au néon s'éclaire automatiquement dès qu'on la place dans les mains d'Alalouf.

— Le Pr Derobert déclare que « le nommé Alalouf doit être considéré comme la source d'un élément étranger, dont la pénétration sur des sujets malades améliorerait l'état fonctionnel ou organique, comme des rayons X sortant d'une lampe triode et pénétrant dans la région irradiée [...] ».

C'est l'examen du cerveau d'Alalouf pourtant, qui nous fournit le plus d'éléments intéressants. Mais, pour bien comprendre, il nous faut quelques points de comparaison.

L'examen du cerveau d'Einstein a montré que les cellules du lobe pariétal étaient particulièrement vigoureuses et que les fibres nerveuses, revêtues de myéline blanche, étaient anormalement nombreuses. Le célèbre neurologue allemand Oscar Vogt, étudiant le cerveau de Lénine, a par ailleurs observé que les cellules pyramidales étaient d'une taille très supérieure à la moyenne.

Chez Alalouf, c'est la zone temporale gauche qui contiendrait un véritable organe spécialisé.

Autrement dit, l'anomalie génétique des Alalouf, qui se transmettrait de génération en génération, serait une masse cellulaire située dans la zone temporale gauche du cerveau. Cette masse jouerait en quelque sorte un rôle de déversoir d'énergie à l'état brut. Ce serait le lieu de fabrication du fameux « fluide des Alalouf »...

Pourtant, si Serge-Léon Alalouf s'est prêté volontiers à toutes les expériences que les chercheurs lui proposaient, ses fils, Jacques et Serge, l'ont toujours refusé. Mais, les mêmes causes engendrant les mêmes effets, il semble que Jacques soit tout de même la preuve vivante de la poursuite du processus. Espérons, pour le bien de tous, qu'il se poursuivra encore longtemps !

Karine Arz

Kinésithérapeute - Magnétiseur

Dans le monde médical et paramédical, Karine Arz est un cas. Comment, en quelques années, cette jeune femme de 26 ans a-t-elle pu prendre dans la région quimpéroise, une place aussi importante ?
Karine Arz est d'abord et avant tout kinésithérapeute diplômée. Elle exerce donc officiellement en tant que tel. Mais elle a aussi hérité d'un grand-père rebouteux très connu autrefois, et d'un père guérisseur réputé, le don de magnétisme : une sorte de courant électrique qui court au bout de ses doigts et qu'elle dispense à ses patients. Voudrait-elle couper ce courant qu'elle ne le pourrait pas. Brune, comme le sont rarement les femmes de sa région, cette bretonne de Quimper respire la douceur et la modestie. Elle a, de ses origines espagnoles, gardé un regard sombre qui semble aller jusqu'au fond de l'âme de ses visiteurs. Mais nous le savons, le magnétisme passe aussi par là…

Un don découvert dès l'enfance

Karine a six ans lorsque, pour la première fois, elle découvre ce don inscrit dans les gènes de sa famille paternelle. Cela se passe dans le bureau de son père, Henri Arz, l'un des plus célèbres magnétiseurs-diététiciens du département. Une patiente se trouve là. Elle est venue pour une maladie chronique, mais ce sont ses verrues qui attirent la petite fille. Intrigué, Henri Arz propose alors à Karine d'essayer. Elle a vu son père opérer plusieurs fois et les gestes lui viennent très naturellement. Doucement, l'enfant passe la main sur les verrues. Quelques jours plus tard, celles-ci ont complètement disparu.
Quelques années passent. Karine a dix ans lorsque l'une de ses amies se fait une entorse à la cheville. Sans très bien comprendre ce qu'elle fait, mais reproduisant une fois de plus les gestes de son père, la petite écolière console sa camarade qui souffre beaucoup et lui fait quelques passes au-dessus de l'enflure. La douleur s'estompe immédiatement et peu après, il n'y paraît plus rien. Ce jour-là, Karine a vraiment confirmation de son « don ».
A cette époque d'ailleurs, Karine et son frère, Claude, baignent complètement dans ce qu'elle appelle « l'ambiance guérisseur ». La famille Arz vit dans un appartement à Quimper avec, d'un côté, la cuisine, de l'autre, les chambres et, au milieu, un long couloir-salle d'attente où, à longueur de journée, des malades attendent parfois des heures entières. L'enfant sait qu'un jour elle prendra la relève et elle s'y prépare... car elle sent en elle le pouvoir de guérir de son père et de son grand-père. Mais pour elle, comme pour toute la nouvelle génération des guérisseurs, ce don ne suffit pas. Il faut aussi faire des études.
« Le don c'est bien, mais il faut savoir ce que l'on fait, à quel niveau on agit. Il faut connaître l'anatomie et la physiologie pour pouvoir ensuite maintenir le lien entre les techniques modernes et la tradition ancestrale », dit-elle.

Des études de kinésithérapie

Après son bac, Karine décide donc d'étudier la kinésithérapie. Très sportive, elle a déjà pu tester son magnétisme sur les entorses et les muscles froissés de ses camarades. Elle choisit l'école Sambussy, l'une des plus réputées de la capitale. A la fin de ses études, elle a son diplôme d'État et pourrait ouvrir son cabinet. Elle a 22 ans et l'avenir devant elle. Elle préfère pourtant pratiquer un « stage » de deux ans auprès de son père. Là, elle observe et essaye... Au bout de ce stage, elle se sent enfin prête à ouvrir son propre cabinet : un très officiel cabinet de kinésithérapeute. De par la loi, Karine n'a pas le droit d'annoncer sur sa plaque qu'elle possède en plus, au bout des doigts, ce magnétisme qui soulage et guérit... Bien qu'elle ne l'affiche donc pas officiellement on sait, à Quimper, que Karine Arz n'est pas une « kinési » comme les autres, qu'elle a « quelque chose » en plus. Aujourd'hui, en accord avec elle-même et en bonne harmonie avec le corps médical dont elle fait partie intégrante, Karine Arz compte de très nombreux patients : des jeunes, des enseignants, des commerçants et surtout des sportifs.

Elle réussit particulièrement bien en cas de problèmes musculaires, articulaires ou osseux, mais sans rien remettre en place. En effet, elle traite les problèmes de rééducation par la kinésithérapie classique et les affections ostéo-articulaires par imposition des mains.

Depuis qu'elle exerce, sa réputation de sérieux et de compétence ne s'est jamais démentie. La preuve : de plus en plus souvent, les patients lui sont envoyés par les médecins.

LA TECHNIQUE DE KARINE ARZ

Le mal de dos c'est, dit-on, le « mal du siècle ». Pour en venir à bout, Karine demande à son patient de se coucher sur le ventre. Elle lui fait, dans un premier temps, un massage des plus classiques. Puis elle cherche ce qu'elle appelle « le point exquis ». Lorsqu'elle l'a trouvé, elle détend toute la région avec un nouveau massage et revient une dernière fois sur ce tout petit point. Ses mains se placent alors au-dessus de lui et vont essayer, par des passes magnétiques, de le dégager. A quelques variations près, cette technique est toujours la même.

Les mains sont à ce moment-là, légèrement ouvertes, les paumes se trouvent quelques centimètres au-dessus de la région à traiter. Elles commencent alors un très lent ballet au-dessus de la zone douloureuse, comme des caresses réconfortantes. Le malade ressent immédiatement une sensation de bien-être qui se traduit, chez la jeune thérapeute, par des sensations de froid, de chaud ou par des picotements au bout des doigts.

« Quand je sens des picotements, a priori, ce n'est pas grave, explique Karine. Juste une inflammation locale, une tendinite par exemple. S'il s'agit d'une inflammation plus grave, j'ai les doigts brûlants et ce n'est pas bon signe, car le problème ostéo-articulaire devient alors l'expression d'un trouble sous-jacent (une affection rénale, par exemple). C'est ce que l'on appelle la douleur-réflexe. Quant à l'impression de froid, c'est très nettement un manque d'énergie. A moi ensuite de trouver pourquoi et de pallier ce déséquilibre. »

Pour Karine, en fait, l'explication est claire :

« La douleur s'en va, parce qu'au moment des passes magnétiques, il y a rééquilibrage de la région traitée. On sait aujourd'hui que la douleur vient d'une perturbation de l'équilibre énergétique. Les passes vont donc rétablir cet équilibre par un transfert d'énergie du magnétiseur au

magnétisé, et c'est cette force qui va aider le malade à rejeter lui-même sa douleur. »
Pour Karine, comme pour beaucoup de magnétiseurs, son rôle se réduit à permettre à l'organisme du malade de mieux lutter contre sa maladie, grâce à un nouvel apport d'énergie. Il faut croire que l'énergie transmise par Karine est particulièrement efficace ; si l'on en juge par le nombre de cas de guérison.
Bien sûr, comme beaucoup de ses confrères, Karine avoue quelques échecs. « Mais, dit-elle, il faut avoir l'honnêteté de dire la vérité au malade. Car tout, hélas, ne se guérit pas par le magnétisme, même si cette technique peut aider l'organisme à lutter contre son mal. »

LE MAGNETISME

Pour un certain nombre de chercheurs, le magnétisme est un agent physique qui se transforme en une thérapeutique physique. Le magnétiseur jouerait, en quelque sorte, le rôle d'un accumulateur qui ferait une transfusion vitale (un peu comme une transfusion sanguine). Le principe thérapeutique consiste à faire pénétrer dans un organisme dévitalisé, ou en état de déséquilibre magnétique, un fluide dont les propriétés seraient vitales. Le magnétisme provient de trois sources principales : les mains, les yeux et la bouche.

Historique

On trouve trace de la guérison par imposition des mains dès la plus haute Antiquité, chez les Chaldéens, les Assyriens, en Perse et en Égypte. Le grand Homère parle, dans l'*Iliade* et

l'*Odyssée* d'« hommes qui ont la main médicale ». En Grèce et à Rome, les « mains qui guérissent » tiennent également une place importante dans l'arsenal thérapeutique. C'est aussi la force magnétique qu'il dégageait qui permit probablement au Christ (considéré comme le plus grand guérisseur de tous les temps) d'accomplir des guérisons miraculeuses, par imposition des mains. Les druides Gaulois utilisaient également le magnétisme.
Le Moyen Age hérite donc de toutes ces pratiques et emploie, pour les nommer, les termes de « phylactère » (objet magnétisé) ou de « frictions occultes » (imposition des mains). Par ailleurs, les remèdes du magnétisme minéral étaient très populaires à cette époque. On soignait, par exemple, beaucoup de maladies par application externe de phylactères, c'est-à-dire d'aimants ou de substances aimantées comme le fer. Dans son œuvre « médicale », Molière en parle souvent. Mais, bientôt, la redécouverte de l'efficacité du magnétisme humain, et la concurrence de plus en plus grande des produits pharmaceutiques, ont contribué au déclin progressif de cette thérapeutique (que l'on retrouve parfois au hasard de certaines publicités qui recommandent, par exemple, le port de bracelet de métal...). Un médecin viennois, le docteur Mesmer va remettre le magnétisme à la mode avant la Révolution française. Il a été renié depuis, et avec une belle constance, par le corps médical au profit de travaux sur l'hypnose. Et cela, malgré des découvertes passionnantes.

Les travaux sur le magnétisme

Depuis le début du siècle, un certain nombre de chercheurs se sont penchés sur les effets du magnétisme humain. Le Dr Bartholet, par exemple, photographie en 1927 les mains d'une magnétiseuse (Mme Issaeff) et peut fixer sur la pellicule non seulement « de vagues auréoles entourant les extrémités digitales, mais tout un système figuré de lignes de forces irradiant les doigts comme une chevelure lumineuse ». Depuis quelques années également, un procédé photographique, le procédé de Kirlian, donne un début d'explication. Tout récemment, des chercheurs soviétiques ont photographié plusieurs guérisseurs avant et après une séance de magnétisme. Les clichés obtenus laissaient apparaître très clairement des sortes de « flammes » (bien sûr, invisibles à l'œil nu) émanant des mains de chaque magnétiseur. Ces flammes sont plus intenses en cours de séance.

Le magnétisme va-t-il alors connaître des jours meilleurs ? L'apparition d'une toute nouvelle branche de la médecine, la bioélectronie semble l'annoncer. Pour le Dr Marcel de Chambéry, spécialiste de cette discipline, « Le tissu fondamental de l'organisme est le tissu conjonctif. Il est constitué principalement de collagène. Il réagit selon le phénomène piézo-électrique. Toute agression de ce tissu se traduit par la production de charges électro-négatives qui, en excès, ne restent pas en place. On peut supposer qu'elles se transmettent de proche en proche selon un trajet déterminé et aboutissent à un point précis de la peau. Ce point présentera un excès négatif. »

Cette explication de la maladie et de son traitement en bioélectronie peut parfaitement s'appliquer au magnétisme. Le magnétiseur est, en effet, une force magnétique capable, à elle seule, de régulariser le potentiel électrique d'un malade et donc de le guérir sans même avoir besoin de le toucher. Pour être tout à fait complet, il faut tout de même ajouter que les magnétiseurs peuvent connaître des échecs et ils le reconnaissent volontiers. Soit le malade a trop attendu pour venir les trouver, soit il est insensible au traitement magnétique. Les guérisseurs reconnaissent, en tout cas, quelque 20 % d'échecs.

DES CAS DE GUERISON

La jeune danseuse paraplégique

Il y a quelques années, une jeune fille de la région — passionnée de danse et future professionnelle des planches — est victime d'un grave accident de la circulation. Sous le choc, elle perd totalement le contrôle de ses deux jambes, et surtout, tombe dans un coma profond. Pour tous les chirurgiens qui l'examinent ce soir-là, et les jours, et les semaines suivantes : tout est fini. La famille doit se préparer à son décès... On la ramène donc chez elle et ses parents, qui ont entendu parler de Karine, viennent la chercher en catastrophe. C'est un dimanche soir et nous sommes à quelques temps de Noël. Après beaucoup d'hésitation, et devant la détresse de la famille qui veut tenter le tout pour le tout, Karine accepte de « travailler » sur la blessée-condamnée. Au bout de quelques jours celle-ci sort du coma et peu après, le gros orteil se met à bouger. A partir de là, les progrès sont quotidiens. Aujourd'hui, après un an de traitements réguliers, il ne reste plus à la jeune danseuse qu'une toute petite séquelle au niveau du jambier antérieur (séquelle irrémédiable car un nerf a été sectionné à cet endroit) mais elle marche à nouveau, et a, surtout, repris goût à la vie. Bien sûr, elle ne sera jamais danseuse, mais elle fait actuellement des études pour pouvoir un jour exercer la profession de conseil auprès des jeunes. Pour Karine, c'est sa plus belle guérison et elle ne parle jamais sans une très grande émotion de cette jeune fille qui est devenue, depuis, l'une de ses plus chères amies.

Le coude paralysé

C'est une jeune fille de 15 ans que ses parents emmènent un jour chez Karine. A la suite d'une chute, sa main droite a fracassé une porte vitrée entraînant une paralysie du nerf cubital (nerf du coude). Cette enfant ne peut pratiquement plus se servir de son bras droit... Les chirurgiens ont pratiqué sans succès une première intervention et une seconde doit avoir lieu peu après. Mais, avant d'envoyer de nouveau leur fille à l'hôpital, les parents veulent tenter la thérapie de Karine dont ils ont entendu parler. Au bout de deux séances, la sensibilité réapparaît, puis la motricité. Aujourd'hui, cette jeune lycéenne de Trégunc dans le Finistère, a totalement retrouvé l'usage de son bras.

Celle qui souffrait de la tempête

Les habitants de Melguen, dans le Finistère, connaissent la violence des tempêtes qui, parfois ravagent la région. Et quand on souffre d'arthrose, ces tempêtes sont particulièrement redoutées. N'a-t-on pas coutume de voir des rhumatisants prédire les changements de temps selon la force de leur douleur ? Une habitante de Melguen craint les tempêtes par-dessus tout. Elle souffre depuis longtemps de douleurs persistantes au niveau de la hanche droite. Ces douleurs s'intensifient au moindre changement de temps et lui rendent la vie insupportable. Elle consulte de nombreux médecins en Bretagne et à Paris, et essaie divers traitements avant d'aller voir Karine Arz à Quimper, sur les conseils d'une amie. Au bout de la première séance, la douleur cesse complètement. Un mois plus tard, le mal est enrayé. Et aujourd'hui, cette dame ne craint plus du tout les tempêtes... il paraît même qu'elle les apprécie !

D'insupportables névralgies

Un malade vient un jour en consultation chez Karine. Il a les yeux en très mauvais état, notamment l'œil gauche, et a dû subir un certain nombre d'interventions. Les opérations ont toutes réussi mais il lui en reste des séquelles. Il souffre de névralgies permanentes au niveau de la nuque et subit une gêne pénible sur tout le visage. La douleur est tellement intenable que ce malade ne peut plus rien faire. Il n'arrive même plus à dormir. Les médecins ne comprennent pas ce qui se passe et conseillent, en vain, toutes sortes de médicaments. Finalement, le chirurgien envoie son patient à Karine. Il suffira d'une seule séance pour le guérir définitivement de ses névralgies.

L'inflammation qui fait boiter

Être condamné à boiter toute sa vie quand on a 26 ans est une véritable catastrophe. C'est pourtant le sort qui attendait le jeune maraîcher qui vint un jour consulter Karine Arz. Il s'agissait de la séquelle d'un accident qu'il avait eu pendant son service militaire, à la suite d'une longue marche nocturne. Cette nuit-là, son genou s'était mis à gonfler et on ne l'avait pas fait soigner. Mais si, depuis, le genou a retrouvé sa taille normale, le jeune homme, lui, ne peut plus marcher comme avant. Cela est d'autant plus handicapant pour lui que son métier est très pénible et qu'il doit souvent travailler à genoux. Immédiatement, Karine se rend compte qu'elle a affaire à une tendinite mal soignée du tendon rotulien. Au bout d'une séance, le jeune maraîcher retrouve une marche normale. Un mois plus tard, les douleurs et les signes inflammatoires ont complètement disparu. Aujourd'hui, il est l'un des patients les plus fidèles de Karine.

Dans les yeux du malade, reconnaissance et amour

Comme chez pratiquement tous les guérisseurs rencontrés au cours de cette enquête, un mot revient très souvent, et spontanément, dans la bouche de Karine Arz. Ce mot, c'est *donner.* Ce qu'elle ne précise pas, pas plus que les autres d'ailleurs, c'est que ce « don » d'énergie est souvent épuisant pour le magnétiseur.
Pour sortir cette jeune danseuse de sa paralysie et de son coma, par exemple, elle a employé ce qu'elle appelle le « grand courant » : c'est-à-dire qu'elle a dû donner le maximum de sa propre énergie pour permettre à l'organisme malade de se battre et de redonner vie aux différentes fonctions lésées, (en particulier aux fonctions du système neurovégétatif atteint). Ces séances épuisent littéralement le magnétiseur. Mais quelle joie et quelle fierté de voir ensuite dans les yeux des malades, reconnaissance et amour.
Cette réalité, Karine la vit intensément, tous les jours, avec dans le cœur, beaucoup de passion pour son métier et de l'amour à revendre pour ses malades.

Paul-François Blanc

Iridologue - Naturopathe - Chiropracteur

Il y a, à la périphérie de Vannes, dans le Morbihan, un quartier où toutes les rues, toutes les maisons se ressemblent. Sagement alignées, accolées les unes aux autres, elles respirent, avec leurs toits de tuiles noires et leurs fenêtres fleuries, le silence et le confort. C'est là, dans l'un de ces gros pavillons anonymes que vit, seul avec ses chiens, l'un des guérisseurs les plus courus de la région : Paul-François Blanc.

Rebouteux d'animaux

Cet homme au regard franc et à la poignée de main énergique n'avoue qu'une seule passion — en dehors, bien sûr, du besoin de guérir —, celle des animaux. Des chiens surtout. Il n'y a pas si longtemps encore, il vivait là, avec huit chiens esquimaux et un loup qu'il remettait sur pied. Quelques années auparavant, il avait même en pension un guépard.

Mais cela n'empêchait pas sa salle d'attente d'être toujours pleine.
Aujourd'hui, ce célibataire « pas encore endurci » comme il aime à le dire, ne supporte près de lui que la seule compagnie de ses deux bergers allemands. Deux bêtes de onze ans, débordantes d'une vitalité de jeune chiot, résultat des soins attentifs qu'il leur prodigue.
Ce sont d'ailleurs les animaux qui l'ont, curieusement, conduit à la médecine. Depuis son enfance, et aussi loin que remontent ses souvenirs, il a toujours soigné les animaux. Remarquable rebouteux, il n'y a pas une bête au monde dont il ne sache remettre les articulations en place.
Né, il y a une quarantaine d'années, d'une mère corse et d'un père Haut-Savoyard, Paul-François Blanc suit une scolarité normale jusqu'au bac « chez les curés ». Et comme il lui faut un métier plus digne que celui de rebouteux pour animaux, il passe un diplôme de maître d'éducation physique. Il enseigne donc, successivement, au lycée Carnot à Paris puis comme coopérant, au lycée Carthage de Tunis. Mais ce séjour va brutalement bouleverser le cours tranquille de sa vie.

Victime des amibes

C'est, en effet, en Tunisie, que le jeune « prof de gym » tombe malade pour la première fois de sa vie : des maux de ventre terribles devant lesquels la médecine, en dépit de plusieurs hospitalisations et interventions chirurgicales, reste impuissante. Cela dure un an, au bout duquel Paul-François Blanc est rapatrié sanitairement dans un grand hôpital de Lyon. Et c'est là qu'un médecin allemand, le regardant au fond des yeux avec un appareil étrange, lui annonce qu'il a des amibes attrappées sans doute au cours de son séjour à l'étranger. Le diagnostic se révèle exact. Quelques semaines plus tard, le jeune homme est sur pied. Il a vingt-trois ans : il vient de découvrir l'iridologie.

Avant ce jour, les médecines douces ne l'intéressaient pas vraiment. Il sait manipuler les animaux et, en raison de son métier, connaît toutes les techniques musculaires. Mais ce diagnostic spectaculaire, établi au seul examen de ses yeux, après un an de souffrances inutiles, l'ébranle profondément et il se promet, en rentrant chez lui en Haute-Savoie, d'aller revoir ce médecin allemand. L'iridologie, il veut la connaître, la comprendre...

Deux expériences vont alors pousser Paul-François Blanc à définitivement abandonner l'enseignement du sport pour se consacrer à la guérison des autres. C'est d'abord le curé de son petit village qui souffre atrocement d'une sciatique. Le jeune rebouteux, qui n'a que l'expérience des animaux, accepte cependant de le traiter pour lui éviter une longue hospitalisation. En quelques séances, il le remet sur pied. Il sera désormais le « cher docteur » du curé.

Au même moment, le jeune fils du pharmacien dépérit à vue d'œil. Il ne mange et ne dort plus. Paul-François accepte de l'examiner et découvre un blocage vertébral important. Un point précis fait souffrir l'enfant depuis deux ans. La contracture est libérée et il suffit ensuite de quelques jours pour que tout rentre dans l'ordre.

La réputation du guérisseur est faite. Tout le monde dans la région le pousse à s'installer. Mais c'est mal connaître Paul-François Blanc. Il estime, en effet, que le simple don n'est pas suffisant pour prétendre soigner efficacement les malades. Il veut aussi acquérir une parfaite connaissance de l'anatomie et de la physiologie et la maîtrise de thérapeutiques nouvelles permettant de mieux comprendre la maladie et d'en chercher les causes profondes. Alors, il prend la route.

La route de la guérison

Adepte du « compagnonage » tel qu'il se pratiquait au Moyen Age, Paul-François Blanc va, pendant huit ans, s'initier auprès des plus grands spécialistes européens de médecines parallèles, en France, en Suisse, en Italie, en Angleterre, en Allemagne. Il passe une année chez l'un, deux ou trois années chez l'autre, suivant ainsi une formation personnalisée et diversifiée chez un maître, telle qu'aucune école aussi cotée soit-elle, ne peut la proposer.
Ses premières études, après l'anatomie, le conduisent d'abord à s'exiler en Allemagne. Il veut avant tout apprendre l'iridologie, cette étonnante méthode de diagnostic qui l'a si profondément troublé lors de sa propre maladie et qui permet, sans analyse médicale, de connaître immédiatement les maux dont souffre le malade en examinant son iris, c'est-à-dire la partie colorée de l'œil. Après avoir appris les bases de cette science, il va travailler en Alsace, chez M. Six, l'un des plus grands iridologues français, puis chez un médecin parisien. Là, il émet des diagnostics que le médecin corrige, si nécessaire. La plupart du temps, les deux avis concordent.
Lorsqu'il est sûr d'avoir en main la maîtrise de l'iridologie, Paul-François Blanc se tourne vers la naturopathie. Cette discipline regroupe toutes les méthodes de guérison par des moyens naturels : plantes, homéopathie, oligo-éléments. Il s'inscrit alors à différents groupes de travail et reprend, cette fois encore, « son baluchon » pour sillonner les routes de France, de Suisse et d'Italie. Sa démarche est toujours la même : rester, le temps nécessaire, chez un thérapeuthe incontesté pour mieux apprendre, comprendre et soigner.

Il faudra huit ans à ce « voyageur-étudiant » pour qu'il s'estime enfin prêt à exercer. Les connaissances qu'il a engrangées lui permettent, de prendre désormais ses malades

totalement en charge, d'engager personnellement sa responsabilité. Depuis lors, sa notoriété n'a cessé de grandir.
Sa philosophie personnelle aujourd'hui ? Elle tient en quelques mots : l'iridologie pour repérer les troubles, les manipulations vertébrales pour les cas sérieux et l'homéopathie pour les affections plus courantes. Ce résumé est bien sûr, succinct car notre praticien ne dédaigne pas non plus les méthodes modernes d'aide au diagnostic. Sa spécialité est, en effet, le diagnostic.

Un diagnostic étonnant

Un jour, un homme découragé est venu le consulter pour des douleurs persistantes dans la région du foie. La médecine officielle n'en trouvait pas la cause. Très vite, un examen iridologique permet à Paul-François Blanc de voir qu'il s'agit d'une tumeur au foie. Or, les médecins de l'hôpital (où un certain nombre d'examens généraux avaient été effectués) concluaient à un état psychologique dépressif nécessitant un traitement à base de calmants très forts. Notre guérisseur demande donc à son patient de retourner à l'hôpital et de faire faire des radios du foie sous le prétexte, faux, d'une série d'anciennes hépatites virales. Les examens médicaux ont confirmé son diagnostic.

LES TECHNIQUES DE PAUL-FRANÇOIS BLANC

Lorsqu'il commence un traitement, Paul-François Blanc recommande toujours à ses malades de continuer à pratiquer les examens habituels : prises de sang, radios, etc. pour voir l'évolution de la maladie, mais il leur demande, dans le même temps, d'arrêter la prise de tout médicament. Il établit ensuite un diagnostic par l'iridologie. Pour cela, il utilise une sorte de microscope de l'œil : il y a quelques années, l'appareil de Léon Vannier, et depuis peu, le dernier né de la technologie japonaise.

Pour ses soins, enfin, Paul-François Blanc se sert de tout ce que la nature met à sa disposition : les oligo-éléments (fer, manganèse, magnésium, etc.), l'homéopathie — il se dit d'ailleurs « homéosympathisant ».
Mais Paul-François Blanc reste avant tout le chiropracteur, le rebouteux, de ses débuts.
« J'ai une grande habileté manuelle pour sentir les différentes tensions musculaires, explique-t-il. La colonne vertébrale, par exemple, c'est comme le mât d'un bateau : si vous êtes capable de jouer sur les bastagues et les haubans, votre mât sera droit et le navire bien équilibré sur l'eau. Si vous rééquilibrez bien les haubans de votre colonne vertébrale, celle-ci trouvera une meilleure souplesse, une plus grande mobilité et une statique idéale. »
Chiropracteur, oui, mais lucide.
Pour lui, il est sot de vouloir soigner une grippe par la chiropractie. L'homéopathie ou la phytothérapie peuvent très bien y remédier. La manipulation vertébrale doit s'appliquer à des cas plus graves. Un exemple : il est prouvé que les innervations de la deuxième et de la troisième cervicales ont une influence directe sur le foie. Lorsque ces vertèbres supportent de fortes contractures cela se répercute sur l'organe, qui devient malade. La première chose à faire est

donc de débloquer, par la chiropractie, les vertèbres en question. Pour Paul-François Blanc, tout dans notre organisme se passe un peu comme en plomberie : si les tuyaux ne sont pas droits, l'écoulement de l'eau devient moins rapide ! Il en va de même pour ce qu'il appelle les « tuyaux » de notre corps — veines, nerfs — qui, s'ils ne sont pas droits, engendrent des troubles. Il est, en tout cas, fermement convaincu qu'il ne peut y avoir de guérison, quel que soit le cas, s'il existe le plus petit blocage des vertèbres.

Il faut croire que la thérapie de Paul-François Blanc est efficace car il compte une clientèle nombreuse, comprenant notamment un certain nombre de congrégations religieuses. Pour avoir un rendez-vous avec lui, il faut donc s'armer de patience, son agenda est plein pour plusieurs semaines, à moins, à moins... que vous n'ayez un petit chien malade. Je vous l'ai dit, il ne résiste pas aux animaux.

L'iridologie

L'iridologie n'est pas une science nouvelle. Connue des Hébreux, des civilisations antiques du Proche-Orient et de la Chine, largement utilisée par Hippocrate puis par de nombreux médecins du Moyen Age, elle a pourtant connu un long sommeil jusqu'en 1836 où, curieusement, un enfant de 10 ans la redécouvre : il s'agit d'Ignaz von Peczeli. Ce jeune Hongrois de bonne famille aime la nature et les animaux. Un jour, voulant capturer un hibou, il lui casse malencontreusement la patte et, bien sûr, il le ramène chez lui pour le soigner. Quelques jours plus tard, en observant l'animal, il constate la présence d'une rayure sombre dans la partie centrale basse des yeux, tache qui s'estompe au fil des jours, à mesure que le hibou retrouve force et santé. L'enfant n'oubliera jamais cet événement.

Treize ans passent. Devenu médecin dans un grand hôpital du pays, il va se mettre à observer la concordance entre certaines taches dans l'iris des yeux et les maladies. Ses diagnostics très précis et sa bonne connaissance de l'homéopathie lui valent un succès grandissant : l'iridologie vient de renaître.
Depuis, un certain nombre de chercheurs ont travaillé pour parfaire cette méthode de diagnostic : le pasteur suédois Liljequist, les Allemands Maubach, Angerer et Deck, et le Français Léon Vannier (inventeur également du microscope de l'œil portant son nom).

Le principe de l'iridologie est simple : il s'agit d'étudier et d'interpréter les modifications du tissu de l'iris de l'œil (texture, relief, couleur, forme, position, etc.). On peut ainsi évaluer l'état de santé général d'une personne et formuler ensuite un diagnostic plus précis. Avec cette méthode, l'iridologie décèle la maladie d'un organe, avant même que le patient s'en aperçoive. Car, avant de se manifester par la douleur (sorte d'appel au secours), l'organe qui ne fonctionne plus normalement réagit d'abord sur les centres nerveux. L'affection s'inscrit alors sur l'iris. Mais ce n'est pas tout : l'œil conserve aussi les traces de notre passé pathologique, des affections qui ont laissé des séquelles dans l'organisme. C'est, en quelque sorte, notre bagage médical. L'essentiel est, bien sûr, de savoir le lire et l'interpréter.
Comment fait-on ? L'iris est divisé en plusieurs secteurs, un peu comme le cadran d'une montre. Chaque secteur correspond aux différentes parties de notre corps. Une tache située sur le bord de l'iris de l'œil gauche signifie, par exemple, que le sujet souffre d'une affection au bras gauche. Le foie, les reins, le système nerveux ont aussi leur place sur le cadran de l'œil, comme tous les autres organes.

Cette science est maintenant officiellement reconnue aux États-Unis, en Australie, en URSS, ainsi que dans certains

pays du Marché commun. Leurs systèmes de Sécurité sociale remboursent d'ailleurs, sans problème, les visites. Ce n'est malheureusement pas le cas en France où seules les visites chez le médecin sont remboursées.
Pourtant, nombreux sont ceux qui, grâce à cette méthode de diagnostic quasi infaillible ont pu être définitivement soulagés et guéris.

L'homéopathie

L'homéopathie est une méthode thérapeutique qui consiste à soigner les malades au moyen de remèdes (à doses infinitésimales obtenues par dilution) capables de produire sur l'homme sain des effets semblables à ceux de la maladie à combattre. Autrement dit, cette méthode soigne le mal par le mal.

Supposons, par exemple, que vous ayez été piqué par une guêpe. La solution la plus courante sera de prendre immédiatement un antihistaminique ou un autre remède pour combattre les réactions inflammatoires. L'homéopathe, lui, prescrira de petites pilules contenant du venin de guêpe. Imaginons, par ailleurs, que vous souffrez de fièvre violente. Un médecin généraliste vous prescrira un antipyrétique (c'est-à-dire un médicament qui combat la fièvre). L'homéopathe préférera un produit à base de plantes ou de substances chimiques qui, chez une personne en bonne santé, provoquerait sans doute des accès de fièvre.
Quoi qu'il en soit, cette médecine nécessite un diagnostic très précis du fait du grand nombre de remèdes qu'elle met en œuvre. C'est ce qui explique que les visites chez les médecins homéopathes sont toujours très longues. Elle demande également au praticien une vaste connaissance des plantes et de leur dosage.

DES CAS DE GUERISON

L'enfant qui boite

Paul-François Blanc reçoit un jour la visite d'un enfant de 10 ans qui boite très fortement. Ses parents l'accompagnent et expliquent qu'il souffre d'un déséquilibre de croissance. Ce handicap l'expose quotidiennement aux plaisanteries de ses camarades. Or, les médecins se sont prononcés pour une opération qui consiste à raccourcir la jambe incriminée de 2,5 cm avec tous les risques que l'initiative pourrait entraîner. Immédiatement, Paul-François Blanc se rend compte que cette jambe prétendument trop longue n'est que le résultat d'une bascule du bassin. Il suffit d'un traitement de chiropractie, appuyé sur des oligo-éléments, pour tout remettre en ordre.
Aujourd'hui, l'enfant marche comme tout le monde.

Hystérectomie annulée

Un jour, une jeune femme de 34 ans vient consulter notre thérapeute. Elle vient d'être opérée d'un sein et elle est encore sous le choc de cette intervention. Mais ses médecins sont inquiets, ils craignent une évolution maligne de la maladie et préconisent, sans plus tarder, une hystérectomie*. La jeune femme supporte très mal l'idée de cette mutilation, elle vient de se marier et désire des enfants. Paul François Blanc lui conseille de reporter l'opération de quelques mois et commence son traitement. L'état de la jeune femme ne tarde pas à s'améliorer. Trois mois plus tard, l'idée de l'opération est définitivement abandonnée. Une consultation gynécologique

* *Hystérectomie : ablation de l'utérus.*

confirme la guérison définitive. Depuis, cette jeune femme est mère de deux petites filles et se porte très bien.

L'asthme vaincu

Une jeune fille de 14 ans est un jour amené par ses parents, dans le cabinet de Paul-François Blanc. Elle souffre d'asthme depuis l'âge de 9 ans et elle est prise, régulièrement, de violents accès d'étouffement. Grâce à un traitement homéopathique et une thérapeutique réflexe, ses crises vont, peu à peu, s'estomper. Paul-François Blanc traite tous ses patients atteints de maladies nerveuses, d'allergie ou d'affections psychosomatiques de la même façon, avec succès.

La guérison du loup

Paul-François Blanc soigne aussi bien les hommes que les animaux. Cela se sait dans toute la région. Voilà pourquoi, il y a quelque temps, le directeur d'un zoo a appelé Paul-François Blanc à l'aide. L'un de ses pensionnaires, un brave et vieux loup, est malade. Il souffre de la cataracte et devient aveugle. A terme, une opération chirurgicale est la seule solution envisageable, mais le directeur du zoo pense que tout n'a pas été tenté et il demande au guérisseur de l'aider.
Paul-François Blanc fabrique alors un enclos dans son jardin et y installe cet invité particulier. Le traitement va durer un mois : iridologie, chiropractie, homéopathie. Aujourd'hui, le loup est retourné vivre au milieu de ses congénères. Il a retrouvé la vue et n'a jamais été opéré.

Des chevaux de course en pleine forme

Il y a quelques mois, un entraîneur de chevaux de course rend visite à notre guérisseur. Ses chevaux semblent dépérir et il ne sait comment leur redonner l'énergie nécessaire pour gagner des courses. Paul-François accepte donc de travailler sur ce terrain inhabituel. Voilà un an et demi aujourd'hui qu'il est le soigneur officiel de ces chevaux et les résultats sont probants, puisque l'un d'entre eux vient d'arriver troisième dans une course importante... Pour corroborer ses propos, il me montre, tout fier, la lettre de reconnaissance que lui a envoyée, il y a quelques mois, l'entraîneur autrefois en détresse.

UN PROCES QUI TOURNE COURT

Comme beaucoup de ses confrères, Paul-François Blanc n'a pas échappé au passage devant la justice. Il y a de cela quatre ans. A cette époque, toujours avide de connaissances nouvelles, il décide d'aller s'installer aux États-Unis où les chercheurs sont nombreux et subventionnés. La Sécurité sociale ne lui en laisse pas le temps. Paul-François Blanc avait, en effet, prescrit un certain nombre de produits à une patiente sur l'une de ses ordonnances habituelles. Cette feuille spécifie bien, comme l'exige la loi, que le thérapeute n'est pas médecin. Le pharmacien sert la cliente et, constatant qu'elle n'a pas de feuille de Sécurité sociale lui en remplit une d'office. Sans réfléchir, cette dernière envoie le tout dans le circuit normal de l'administration. A partir de là, les problèmes commencent. La Sécurité sociale intente un procès contre le guérisseur pour avoir rempli une feuille de remboursement alors qu'il n'est pas conventionné. Puis le Conseil de l'Ordre des médecins l'assigne en justice pour exercice illégal de la médecine.

Le procès va durer trois ans, au cours desquels de nombreux malades, mais aussi beaucoup de médecins, viendront lui apporter leur soutien. Finalement, Paul-François Blanc sera condamné, avec les félicitations du jury, pour ses résultats positifs, à verser un franc de dommages et intérêts à la partie adverse. Depuis, sa clientèle a doublé et il a décidé de rester, quelques années encore, en France, pour mener son combat personnel : faire admettre enfin, comme chez nos voisins, la pratique de l'iridologie par des médecins et aussi des non-médecins.

Gérard Lebeau

Magnétiseur - Médium - Radiesthésiste

Reims, printemps 1950... Il fait beau et une femme flâne, cet après-midi-là, entre les tombes du cimetière verdoyant de la ville, avec son enfant. Curieux lieu de promenade, me direz-vous, pour un petit garçon de deux ans. Mais ce jour-là, Jacqueline Lebeau (aujourd'hui l'une des plus célèbres et des moins contestées des voyantes parisiennes) obéit à une sorte d'appel intérieur. Cette force, qui la conduit, l'entraîne vers une énorme sépulture de marbre noir, celle d'un prêtre guillotiné en 1870 par les Prussiens, et qu'un gisant de granit rose représente, grandeur nature, avec son nom : Mauroy et son âge : quarante-quatre ans.

Jacqueline s'approche de la tombe, serrant très fort la main de son fils et soudain elle aperçoit très nettement, une petite flamme légère et fugitive qui danse devant la statue juste avant que le visage, brusquement, prenne les traits de son enfant. Affolée, elle se retourne vers son fils, qui à son tour, a pris le visage du prêtre assassiné. Cela dure quelques secondes et puis tout redevient normal. Mais, de ce jour, Gérard Lebeau ne sera plus jamais le même.

Aider les autres avant tout

Lorsque l'on voit Gérard Lebeau pour la première fois, on est saisi par son apparence de grande bonté et par le sérieux qu'il met à vouloir, avant tout, aider les autres, tout pétri de ce feu intérieur qui le brûle et qui est l'âme, dit-il, du prêtre assassiné dont il se veut la réincarnation.

A dix ans à peine, Gérard joue déjà les saint Vincent de Paul en distribuant ses vêtements aux enfants plus pauvres que lui. Il manifeste surtout un intérêt inhabituel, chez les garçons de son âge, pour la religion. En cachette de ses parents, il fréquente assidûment les cours de catéchisme et, bientôt, il formule le vœu d'être prêtre. Mais si sa mère, Jacqueline, comprend et soutient ce fils aussi hypersensible qu'elle et qui vibre de la même foi intense, il en va autrement pour son père, chef-magasinier dans une épicerie en gros de la ville, qui n'admet aucune de ce qu'il appelle « des simagrées »...

Comme sa grand-mère, comme sa mère, Gérard a des « clichés », il « voit » les événements, il devine ce qui va se passer. Il est, à n'en pas douter, médium. Pourtant, malgré ce don, il doit faire des études. Et comme il lui faut un bon métier, sérieux et intéressant, Gérard va travailler pour obtenir un diplôme d'ingénieur électronicien. Ses parents sont contents : pas lui. Comment, en effet, aider les autres en travaillant toute la journée avec des ordinateurs ?

Mais un banal accident de la circulation va l'aider à trouver « sa » solution.

Comme tous les étudiants de son âge, Gérard possède une moto. Pas bien grosse, bien sûr, mais suffisamment puissante pour lui permettre d'aller sur toutes les routes, par tous les temps. Mais qui dit moto dit vitesse, et parfois, imprudence et accident. C'est ainsi qu'un jour Gérard se retrouve dans une salle commune d'hôpital avec une double fracture de la jambe. Or, dès son entrée dans le service, les autres malades se sentent mieux, leurs douleurs s'estompent. Une infirmière affirme ressentir les effets des radiations bénéfiques que semble dégager Gérard. Posséderait-il un don de guérison ? Il va le vérifier, quelques mois plus tard, avec une petite voisine de 7 ans qui, peu à peu, perd la vue. Par imposition des mains et en deux ou trois séances de magnétisme, il va, non pas lui rendre une vue parfaite, mais lui permettre de récupérer suffisamment de vision pour qu'elle puisse vivre normalement.

Tu dois guérir par tes dons naturels

Plus tard, une rencontre va être déterminante pour Gérard : celle du grand magnétiseur Pierre Albert. C'est Jacqueline Lebeau qui le présente à son fils.
Médium reconnue et respectée, elle vient, d'ouvrir un cabinet de voyance à Paris, un peu contre la volonté de son mari toujours hostile aux « choses surnaturelles ». Mais, sous la pression de plus en plus forte d'un certain nombre de personnalités parisiennes fascinées par ses dons autant que par sa gentillesse et son désintéressement, elle s'est décidée à le faire.
Il faut dire, d'ailleurs, que depuis quelques années déjà Jacqueline et son fils pratiquent le culte antoiniste. Ce culte fut créé en Belgique par le père Antoine (1846-1912) l'un des plus grands guérisseurs de ce siècle, et qui fut, de son vivant, considéré comme un prophète et comme un saint. Basé sur la foi et le désintéressement, ce culte a été reconnu « Fondation d'utilité publique » par le gouvernement belge en 1910. Son but est de consoler et de guérir par la foi et la prière.

Gérard rencontre donc Pierre Albert, venu rendre visite à sa mère, et tout de suite, le magnétiseur constate les dons naturels de celui qui vient de terminer ses études d'ingénieur. « Tu peux, tu dois guérir par tes dons naturels, mais pour soigner les maladies, il faut connaître le corps. Fais donc ta médecine, et tu verras après... »

C'est ainsi que, plein d'enthousiasme, Gérard va recommencer ses études, dans un domaine qui, cette fois, le passionne : la médecine. Parallèlement, il apprend, avec Pierre Albert, son métier de guérisseur. Il s'agit avant tout pour lui de contrôler son magnétisme, mais également de pratiquer la radiesthésie, l'acupuncture et la phytothérapie.

Le seul chagrin de Gérard à cette époque : l'hostilité de son père. Mais, cette fois encore, le destin fait son œuvre car la maladie va atteindre son père. Et pas n'importe quelle maladie : la sclérose en plaques. Cette affection grave paralyse lentement celui qui en est atteint. Un jour, devant l'impuissance de la médecine, Pierre Lebeau fait appel, enfin, à son fils. Ainsi, pendant des années, Gérard va soigner et réussir à maintenir son père en activité, à le faire marcher alors que la paralysie le menace. Pierre Lebeau reste la première grande victoire de Gérard sur lui-même et sur les autres.

Dès cette époque, la réputation de ce guérisseur étudiant la médecine grandit. Gérard ne peut se résoudre à ne pas aider ceux qui le lui demandent... Cela finit par se savoir à la faculté. Il en est à sa quatrième année, lorsque ses professeurs lui demandent de choisir : les voies de la médecine officielle ou celles, plus aventureuses, des médecines dites parallèles. Gérard n'hésite pas une seconde, et décide de quitter la faculté : il ne sera jamais médecin. Mais, depuis vingt ans maintenant, il est devenu l'un des guérisseurs les plus cotés de la capitale.

Que de chemin pourtant pour en arriver à ce degré de compétence, d'autorité, de sérieux ! Gérard Lebeau doit, en effet, se battre chaque jour, contre lui-même, contre une timidité maladive qui le bloque et le freine dans tout ce qu'il entreprend. Le sport va l'aider : rugby, karaté, marathon lui permettent aujourd'hui d'extérioriser les forces vives qu'il sent en lui, pour mieux les partager avec les autres, ceux qui souffrent et qu'il veut aider.

LES METHODES DE SOINS DE GERARD LEBEAU

Gérard Lebeau est guérisseur, c'est entendu. Mais ne comptez pas sur lui pour vous recevoir si vous ne lui apportez pas la preuve que vous avez, avant lui, consulté un médecin et subi un examen médical complet. C'est pour lui une question de conscience et de morale. Il n'a pas fait quatre ans d'études de médecine pour rien et il respecte trop le monde médical. J'ai d'ailleurs rencontré, dans l'entourage de Gérard et de sa mère, un certain nombre de médecins et de professeurs de grand renom. Dans quelques années, peut-être, accepteront-ils de sortir de l'anonymat pour se montrer aux côtés d'un guérisseur. Aujourd'hui, c'est encore trop tôt...
Cette condition remplie, Gérard Lebeau accepte de vous examiner. La séance débute par l'imposition des mains qui a un double effet : soulager la douleur dans un premier temps, établir un diagnostic ensuite.
« Je ressens, explique Gérard, lorsque j'impose mes mains sur la partie malade, une impression de chaleur lorsque l'organe est état d'hyperfonctionnement, de froid lorsqu'il est en état d'hypofonctionnement, et des picotements et des brûlures lorsqu'il y a inflammation. C'est une première indication. Ensuite, il y a le pendule qui m'aide à affiner ce premier diagnostic. Ce pendule est en liaison étroite avec mes dons de médium... »

Pour guérir, l'arsenal de Gérard est simple : le magnétisme de ses mains, l'acupuncture et, d'une façon générale, ce que la nature met à sa disposition, les plantes notamment, sans oublier la foi et la prière sans lesquels, dit-il, il ne pourrait rien.
« Le Ciel, l'Homme et la Terre forment le Cosmos, explique-t-il, et sont en interaction permanente. De leur équilibre en chacun de nous dépend l'énergie dont nous avons besoin pour vivre en parfaite harmonie, et en bonne santé. Le rôle du magnétiseur est de rétablir l'équilibre énergétique de l'organe malade. Cette force, il ne peut la puiser que dans la foi et le don de soi. »

En fait, on vient d'abord consulter Gérard Lebeau pour un diagnostic, lorsque la médecine classique s'est avouée incapable de trouver la maladie. Dans un second temps, son rôle est d'agir, non seulement sur les effets, mais aussi sur les causes, de telle sorte qu'il n'y ait pas de récidives. Et les résultats sont là. Les patients guéris par Gérard j'ai pu les rencontrer, et je me propose d'ailleurs de vous conter quelques cas de guérison particulièrement frappants. Mais examinons d'abord les différentes techniques de diagnostic et les thérapeutiques employées par Gérard.

La radiesthésie ou art du pendule

Il faut le savoir, la baguette utilisée par le sourcier pour découvrir les points d'eau souterrains et le pendule des radiesthésistes employé pour rechercher des disparus sur une carte d'état-major ou déceler les maladies sont rejetés par la science officielle.
Pourtant, dès 1962, le Pr Yves Rocard (père de Michel du même nom), professeur à la faculté des sciences de Paris et ancien directeur du laboratoire de physique de l'École

normale supérieure, a exposé que le déclenchement de la baguette du sourcier sur le terrain était, en fait, une réponse à une anomalie du champ magnétique terrestre. En France, on discute toujours beaucoup cette solution, alors qu'elle est unanimement acceptée aux États-Unis et en URSS. Plus récemment, dans *Le Pendule explorateur** le Pr Rocard démontre que le pendule (encore plus décrié que la baguette) est également un moyen de détecter certains gradients du champ magnétique terrestre.

Dans ce même ouvrage, il fait état des récentes découvertes sur les propriétés magnétiques de l'homme. On a décelé par exemple, dans le corps humain, la présence de petits centres sensibles aux différences du champ magnétique terrestre, alors qu'une variation globale sur l'ensemble du corps humain ne procure aucun effet. les travaux menés à ce propos à l'hôpital Sainte-Anne de Paris par l'équipe du Dr Baron ont montré qu'une stimulation de ces « capteurs magnétiques » avait de multiples effets.

Autant de travaux intéressants qui sont à rapprocher de ceux qui sont effectués par certains biologistes. Ces derniers ont trouvé, par exemple, des particules d'aimant dans le cou des pigeons, sur l'abdomen des abeilles et dans la tête des dauphins. Lorsque l'on connaît l'étendue des recherches portant aujourd'hui sur le biomagnétisme, on est en droit de penser qu'un jour, peut être pas si lointain, la science officielle acceptera enfin de se pencher sur le mystère du pendule...

L'art du pendule n'est pas nouveau. On en trouve trace vers l'an 370 à l'occasion d'un complot qui visait l'empereur de Byzance. On le retrouve ensuite en 1326, lorsque le pape Jean XXII le condamne comme pratique diabolique, dans une bulle officielle. En 1806, le chimiste allemand Ritter étudie très sérieusement le problème. Il constate, par exemple, qu'un

* *« Le Pendule explorateur », éditions ERG*

sujet sensible mettant la main sur le bras, ou l'épaule, d'un « pendulisant » peu doué, lui transfère une bonne partie de sa sensibilité.
C'est Chevreul, l'illustre chimiste mort à 103 ans en 1889, qui fera le plus de mal au pendule, à cause d'une expérience négative faite lorsqu'il commençait sa carrière. Depuis cette époque, les scientifiques boudent la baguette du sourcier et le pendule, et il faudra donc attendre les travaux, très importants, du Pr Rocard pour que l'on puisse dire tout de même que, dans le fond, « il y a peut être quelque chose ».

Sans entrer dans les démonstrations scientifiques compliquées, il faut savoir que le radiesthésiste détecte les maladies à l'aide du pendule qu'il promène sur les endroits douloureux du corps. Mais ce pendule n'est que l'amplificateur des sensations perçues par le radiesthésiste. Celui-ci doit donc être doué d'une très grande sensibilité et d'importantes facultés de concentration. N'importe qui ne peut donc prétendre devenir un bon radiesthésiste.

La réincarnation et la médiumnité

Dès les origines de l'humanité, les hommes croient à la vie après la mort. Ainsi, l'homme néolithique (il y a près de 10 000 ans) enterrait ses morts dans des abris naturels entourés de leurs objets personnels : parures, armes, outils de travail… Comme si le défunt devait entreprendre un voyage dans un ailleurs mal défini. Cette idée du voyage après la mort se retrouve encore, plus près de nous, dans l'Antiquité, chez les Égyptiens qui pensaient qu'après sa disparition le mort suivait la courbe du Soleil vers sa demeure nocturne, l'ouest. La Rome antique et même l'Église chrétienne dans les premiers siècles de son existence, admettent la réincarnation. Pour Origène, l'un des pères fondateurs de l'Église, « Toutes

les âmes sont sauvées à la fin de leur cycle, car leurs réincarnations successives leur permettent de se racheter. »
Si ces théories ont été conservées et développées par un certain nombre de religions orientales (le bouddhisme, ou l'hindouisme), en Occident, elles ont été rapidement condamnées, et ce, dès le concile de Constantinople, en l'an 553, par Justinien. « Quiconque dit, ou pense, que les âmes humaines ont préexisté est frappé d'anathème. »
L'Occident croyait pourtant, à cette époque, à la transmigration des âmes, notamment les druides gaulois et bretons. Mais ceux-ci furent durement combattus au moment de la christianisation des Gaules. Ces croyances resurgirent, en plein Moyen Age chrétien avec les cathares. Ils furent, eux aussi, largement massacrés... De nos jours, la réincarnation est souvent considérée comme illusion. Progrès de la science oblige, qui relègue au rang de chimère tout ce qui lui échappe. La presse fait pourtant régulièrement état des preuves qu'un réincarné apporte pour conforter la réalité d'une de ses vies antérieures. Et lequel d'entre nous n'a pas, un jour ou l'autre, éprouvé cette impression de déjà vu devant un paysage ou une situation ?
C'est là un mystère auquel, pour l'instant, il est difficile de répondre, surtout si l'on n'est pas initié. Mais un jour peut-être... Qui sait ?

La naissance officielle du spiritisme remonte à l'année 1846, à Hydesville, petit village des environs de New York. A cette époque, l'une des fermes du village est habitée par la famille Fox. Or, cette ferme a la réputation d'être hantée (un précédent locataire l'avait quittée à la hâte). Des coups étaient, disait-on, frappés sur les cloisons et les meubles se déplaçaient tout seuls. Un jour, l'une des fillettes Fox eut l'idée de taper dans ses mains pour répondre à l'esprit. A son grand étonnement, l'esprit lui répondit. L'alphabet spirite était trouvé. De ce temps, la célébrité des sœurs Fox fut bien

installée. En 1852, le premier congrès spirite se tient à Cleveland.
Un certain nombre d'autres congrès sont ensuite organisés en Europe. De nombreuses célébrités suivent le mouvement comme Victor Hugo, Victorien Sardou, Conan Doyle (le père de Sherlock Holmes), Maeterlinck, etc.
Aujourd'hui, des sociétés de recherches psychiques existent un peu partout dans le monde. Elles ont pour but d'étudier scientifiquement tous les phénomènes dits paranormaux, de spiritisme en particulier, et essayent de démasquer les tricheries éventuelles. Le résultat de leurs expériences commence à donner matière à réflexion à bien des scientifiques.

La plupart des médiums reçoivent leurs informations de différentes manières : verbalement, ils entendent alors une voix qui parle (c'est la clairaudience) ; en voyant une entité, une image ou une scène particulière (c'est la clairvoyance) ; ou encore en écrivant (c'est l'écriture automatique).
Les bons médiums, en principe, peuvent recevoir ces messages sous l'une ou l'autre de ces formes et à n'importe quel moment de la journée.

LES CAS DE GUERISON DE GERARD LEBEAU

Un genou paralysé

Michel est un athlète de 28 ans, passionné de rugby, comme Gérard. Ils se connaissent de vue, car ils pratiquent tous deux ce sport dans le même club. Un jour pourtant, Michel disparaît du terrain, et, pendant près de deux mois, plus personne ne le revoit, jusqu'à cet après-midi où Gérard a la surprise de le trouver dans son cabinet. Michel souffre d'arthrose du genou. Il est surtout complètement intoxiqué par les infiltrations d'anti-inflammatoires qu'il a dû subir. Résultat : il ne peut plus poser le pied à terre et les médecins lui prescrivent encore de longs mois de traitement et d'immobilisation. A tout hasard et en désespoir de cause, Michel décide donc de venir voir Gérard Lebeau. Au bout de trois séances, notre sportif peut de nouveau plier son genou, à la cinquième, il marche normalement. Aujourd'hui, il a repris, sans problème, son entraînement. C'est un sportif heureux qui m'a apporté un témoignage enthousiaste en me précisant aussi que, dans l'aventure, il avait gagné un ami.

Le fibrome disparaît

Gérard Lebeau reçoit un jour la visite d'une jeune femme d'une trentaine d'années. Elle souffre de très fortes douleurs au ventre mais aucun des examens de dépistage qu'elle vient de subir ne révèle quoi que ce soit. Pourtant le mal existe, car elle souffre beaucoup. A l'examen, Gérard décèle un fibrome et conseille à sa cliente de faire faire un contrôle dans un hôpital. Le diagnostic est exact. Restent deux solutions à la patiente : se faire opérer ou tenter un traitement avec Gérard. Elle opte pour la seconde, en se disant qu'il sera toujours temps d'opérer plus tard. Après cinq séances de magnétisme, le fibrome a disparu. Depuis, elle se sent parfaitement en forme.

Du brouillard devant les yeux

Marcelle est une personne âgée pour laquelle Gérard a beaucoup d'affection. Vive, enjouée, alerte, elle ne paraît pas ses 85 ans. Pourtant, il y a quelques mois, elle a semblé plus triste à Gérard, moins sûre de ses mouvements. Et puis, elle a commencé à moins sortir. Inquiet, Gérard est donc allé la voir. C'est alors qu'il s'est rendu compte que sa vieille amie souffrait d'une conjonctivite aiguë qui lui mettait « un voile » devant les yeux. Pensant qu'elle devenait aveugle, Marcelle n'osait plus sortir dans la rue. En cinq séances, Gérard stabilise la maladie et surtout fait disparaître le voile.

Les céphalées de Suzanne

De nombreuses personnes souffrent de céphalées, de migraines chroniques. Les causes en sont multiples, mais les effets toujours affreusement douloureux. Suzanne était dans ce cas. Ses maux de tête étaient constants, insupportables. Et, depuis de longues années, les traitements qu'on lui infligeait ne donnaient aucun résultat. C'est une amie qui lui parle de Gérard. Un jour, elle se rend à sa consultation complètement désabusée, presque agressive. En quelques séances, les maux de tête ont totalement disparu. C'est elle-même qui m'a raconté son histoire. Comment ne pas la croire ?

Les crises de foie de Marc

Marc a 14 ans et il est sujet aux crises de foie. « C'est un hépatique », me dit sa mère. Depuis qu'il est tout jeune, Marc suit un régime alimentaire très sévère. Tous ceux qui ont connu ce genre de crise ont fait (comme moi d'ailleurs) l'expérience des privations d'œufs, de chocolat, de plats en sauce ou autres pâtisseries. Mais même avec ce « jeûne » quotidien, Marc faisait crise sur crise. En trois séances, Gérard régularise toutes les fonctions hépatiques et l'adolescent peut se laisser aller aujourd'hui à une gourmandise… raisonnable.

Le chien de Dominique

Cette dernière histoire je l'ai vécue, si j'ose dire, en direct. Ce jour là, j'ai rendez-vous avec Gérard Lebeau pour faire, avec lui, le tour d'horizon de sa vie et de ses thérapeutiques lorsque le téléphone sonne. L'appel semble pressant et Gérard prend l'appareil. Il s'agit d'une patiente dont le chien vient d'être pris de graves convulsions auxquelles, paraît-il, le vétérinaire ne peut rien. Une heure plus tard, j'ai sous les yeux la cliente en larmes avec, dans les bras, un petit caniche noir totalement inconscient et agité de violents soubresauts. Gérard Lebeau se met à l'œuvre. Il prend délicatement le chien, le met sur la table et commence à le caresser doucement. C'est alors que le miracle se produit. L'animal, peu à peu, se calme. Les convulsions s'arrêtent et il se met à gémir. Une heure après, il bondissait et s'ébrouait comme s'il ne s'était jamais rien passé. Allez y comprendre quelque chose... Depuis, j'ai eu des nouvelles : le petit chien va très bien. Il avait, tout simplement, un gros problème nerveux.

Alors Gérard Lebeau est-il médium, spirite, voyant, guérisseur ou l'âme réincarnée d'un prêtre assassiné ?.. Difficile à dire pour un esprit cartésien. Mais il brûle d'une telle vie intérieure, sa foi en Dieu est si grande, et son besoin de guérir si profond, que nul ne peut y être insensible. Quant aux résultats qu'il obtient, ils ne peuvent nous laisser indifférents...

Et que l'on ne vienne pas tenter de dire à ceux qu'il a soignés, aidés et moralement soutenus lors de maladies souvent graves, que Gérard Lebeau est un charlatan... Ils vous riraient au nez.

Robert Masson

Diététicien - Eutynotrophe

« Sachez vous guérir en apprenant à manger. », telle pourrait être la devise de Robert Masson qui a fait de la diététique son unique méthode de soins.

Tout, chez Robert Masson, est d'ailleurs paradoxe. Il n'a pas de diplômes (il ne possède en tout et pour tout que son certificat d'études) et pourtant il enseigne à la faculté de médecine de Paris XIII. Il n'a pas de don familial ou naturel, mais il soigne et guérit les maladies les plus graves. Il a une apparence saine et solide, alors que, depuis sa plus tendre enfance, il vit en sursis, souffrant d'une malformation cardiaque très grave. Car, cet infatigable pèlerin de la diététique, ce compagnon du tour de France qui va de ville en ville distribuer son savoir et ses soins, cet homme souriant, svelte et vif, devrait être mort depuis longtemps.

Un univers de souffrance

Robert Masson est né en 1930, en Franche-Comté, avec une insuffisance mitrale. Chez lui, la valvule séparant l'oreillette gauche du ventricule gauche ne remplit pas son rôle. L'enfant est donc chétif, malingre, immobile, car tout effort lui est interdit. Toujours malade — « J'ai tout eu sauf la salpingite* », a-t-il coutume de dire — il connaît très vite le circuit infernal des visites chez le médecin, et des séjours plus ou moins longs en hôpital... Bien sûr, il manque régulièrement l'école, étudiant comme il peut et où il peut, se réfugiant le plus souvent possible dans la lecture, seul moyen pour lui d'échapper à son univers de souffrance.

Heureusement, à cette époque, il est entouré de la tendresse de sa mère. Mais elle le gâte plus que de raison et le gave, pour le faire grossir, de sucreries et de cacao. Avec beaucoup de mal, l'enfant réussit tout de même à passer son certificat d'études. Il ne pourra jamais aller plus loin, car la vie deviendra pour lui de plus en plus pénible. Il ne peut plus faire vingt mètres, ou monter un étage, sans être asphyxié. C'est ainsi qu'un jour, il est alors âgé de 15 ans, Robert Masson est appelé en consultation dans un grand hôpital parisien. A la fin des examens, en voyant le visage décomposé de sa mère, il comprend qu'il est condamné. Il y a 30 ans, la chirurgie cardiaque ne laissait guère d'espoir.

Changement de régime alimentaire

Pourtant, l'adolescent qu'il est, refuse de toutes ses forces le verdict. Il sent confusément qu'il peut faire quelque chose pour continuer à vivre. Il comprend, par exemple, qu'il est

* Salpingite : inflammation des trompes utérines.

suralimenté, qu'il mange trop de sucre et de cacao. C'est là, il le sait, que doit se trouver la solution.

Alors commence pour Robert Masson, une longue période consacrée à l'étude de la nutrition. Il a tout son temps puisque, ne pouvant pas bouger, il doit rester chez lui. Il réunit le plus grand nombre possible de livres concernant l'alimentation, et en fait la synthèse. Très vite, il comprend que le régime sucre-cacao est presque suicidaire. Il supprime ces aliments du jour au lendemain, et son état ne tarde pas à s'améliorer. Encouragé par ces premiers résultats, Robert Masson persiste. Il se compose un régime alimentaire personnalisé, qui lui permet enfin d'entrevoir la possibilité de vivre comme tout le monde. C'est d'ailleurs de cette époque que datent ses premières « consultations ». Constatant qu'il est imbattable sur tout ce qui concerne la nutrition et la diététique, son entourage : famille, amis, voisins, vient lui demander conseil. A tous, il donne son avis... avec succès.

Il étudie ainsi jusqu'à l'âge de trente ans. Dans les livres tout d'abord puis, dès qu'il peut sortir et voyager, auprès de tous ceux qui, en France, en Allemagne et en Suisse, s'intéressent à la diététique et à la médecine naturelle. A leur contact, il apprend puis « digère » les connaissances avant d'en faire la synthèse et de les adapter. Un jour enfin, il se sent prêt. La diététique est devenue pour lui, au fil des jours, une véritable passion, une vocation qu'il veut mettre au service des autres. Il ouvre alors un cabinet de consultation. Cela fait maintenant vingt ans.

Thérapeute autodidacte

Agé de cinquante-six ans aujourd'hui, Robert Masson en paraît facilement dix de moins. Lui qui, à quinze ans ne pouvait plus faire trente mètres sans suffoquer fait, chaque matin, le tour du lac du bois de Boulogne en courant. Seules

des ombres légèrements bleutées sous les yeux, sont encore là pour attester de l'insuffisance cardiaque dont il souffre toujours.
Preuve, s'il en est, du bien-fondé de ses théories, ce thérapeute autodidacte a atteint un tel degré de notoriété et d'efficacité qu'il est le seul praticien non diplômé à être chargé de cours à la faculté de médecine de Paris XIII. Il est, par ailleurs, réclamé dans le monde entier pour donner des conférences et participer à des colloques. Il a enfin écrit cinq livres à succès et parcourt le monde pour consulter, soigner et enseigner.
Cette vie active, itinérante, riche de rencontres, il n'aurait jamais osé la rêver lorsqu'il était ce petit garçon cardiaque et condamné à l'immobilité et à la mort.
Mais aujourd'hui, il a dépassé le stade de la simple application de la diététique classique. Il est, en effet, le père d'une nouvelle technique d'alimentation qu'il appelle : « eutynotrophie » ou réglage alimentaire individualisé.

LA THEORIE DIETETIQUE DE ROBERT MASSON : L'EUTYNOTROPHIE

Robert Masson pense que, dans nos pays de civilisation avancée, l'origine de la plupart des maladies est à chercher dans une alimentation défectueuse.
« Peu de gens, explique-t-il, ont conscience de l'importance fondamentale de la nutrition et de l'assimilation. Certains s'empoisonnent, se détruisent par la nourriture et s'étonnent, ensuite, d'être malades. Et pourtant que de ressources l'organisme humain ne possède-t-il pas pour se défendre ! »

Une machine parfaite à la disposition de l'homme

L'homme a, en effet, à sa disposition une machine parfaite, d'une résistance exceptionnelle : son corps. Un os brisé qui se ressoude, une plaie qui se cicatrise en sont les illustrations, parmi des centaines d'autres. S'il est normalement approvisionné en éléments indispensables à son fonctionnement, l'organisme n'a qu'une seule crainte à avoir : l'usure du temps.

L'important, pour un organisme, est de pouvoir éliminer ce dont il n'a pas besoin. Pour cela, il existe cinq processus d'élimination : les selles, l'urine, la transpiration, la respiration et le sébum qui, sécrété par les glandes sébacées, permet d'éliminer des débris cellulaires comme les acides gras.

Si l'alimentation est trop riche, ou déséquilibrée, l'organisme ne peut faire face à son travail d'élimination. Il stocke ce qu'il n'utilise pas sous forme de graisse par exemple, et les intestins, où aboutissent les aliments plus ou moins bien digérés vont devenir un creuset de fermentation ; autrement dit : une véritable usine à poison qui risque de tout infecter.

Or, nous dit Robert Masson, la nature a fabriqué pour nous un centre antipoison : le foie, organe qui, par ses sécrétions, combat l'infection organique. Mais s'il n'est pas lui-même en bon état, ou si la production de poison est supérieure à sa capacité de les détruire, l'organisme va se trouver intoxiqué. C'est cette intoxication qui fait de l'être humain un malade qui, bien souvent, s'ignore.

A partir du moment où l'organisme est intoxiqué, il va s'épuiser dans un vain combat, jusqu'au jour où une maladie redoutable va se déclarer : infarctus, cancer, leucémie, etc. Ou alors, dans un dernier sursaut, pour éliminer vaille que vaille ces toxines, il va tenter de les chasser hors de lui-même et cela se traduira par de l'eczéma, du psoriasis, des abcès ou toutes sortes d'autres maladies de la peau.

Si le malade ne change pas sa façon de vivre et de se nourrir, ces affections seront parfois guéries par des remèdes classiques... mais vite remplacées par d'autres.

Un réglage alimentaire personnalisé

Pour Robert Masson, mieux vaut donc rechercher l'allégement digestif et métabolique en réduisant globablement le bol alimentaire, mais sans exclusion d'aucun aliment. Par conséquent, il faut essayer de se nourrir au mieux en tenant compte de son hérédité, du climat sous lequel on vit, du travail que l'on effectue, de sa morphologie, de son âge, de sa résistance au froid ou à l'effort, etc.

C'est ce que tente de faire le diététicien en préconisant un réglage alimentaire individualisé ou eutynotrophie. Cette méthode est aujourd'hui assez unanimement reconnue. Pour mieux illustrer sa théorie, il donne un exemple :

« Imaginons, dit-il, quelqu'un dont l'alimentation est carencée en vitamines B 12. On sait que le foie possède cette vitamine en réserve pour plusieurs années. Il faudra donc attendre longtemps avant qu'une maladie de carence apparaisse. Certains de mes patients ont attendu trois ans avant d'avoir des troubles graves ; et ce, parce qu'ils mangeaient de tout, mais de façon dissociée, c'est-à-dire sans mélanger leurs aliments au cours d'un même repas, ce qui est évidemment un facteur important de carence. »

Les bonnes habitudes alimentaires

Ainsi, pour Robert Masson, le mot régime n'existe pas. Mais manger de tout ne signifie pas manger n'importe quoi. Il faut prendre de bonnes habitudes alimentaires :

— Éviter les inhibiteurs de digestion (sirops, sodas, limonades, bonbons, chewin-gums...).
— Ignorer les aliments indigestes (« muesli », miel, charcuterie, café au lait, lait de longue conservation, raviolis, pizzas...).
— Réduire globablement les quantités ingérées dans un esprit d'équilibre (donc toujours préférer fromage ou dessert).
— Enfin et surtout fuir comme la peste l'alimentation continue, celle qui consiste a grignoter entre les repas, et à ne pas faire d'exercice.
Cela est facile à comprendre :
Imaginons que vous terminiez votre repas de midi à 13 heures. Dès la dernière bouchée, l'organisme programme la digestion pour quatre ou cinq heures. Or si, deux ou trois heures après la fin du repas, vous introduisez un nouvel aliment dans l'estomac (quel que soit cet aliment : une datte, un biscuit ou un sandwich), vous obligez votre organisme à reprendre la digestion à son point de départ. Autrement dit, vous déprogrammez une machine précise sans penser aux conséquences qui, tôt ou tard, se manifesteront sous les formes les plus diverses : prise de poids, maux d'estomac, etc.

Recherches et découvertes

Au cours de ses vingt ans de recherche sur les soins par l'alimentation, Robert Masson a fait des découvertes étonnantes qu'il met au service de ses malades. En voici quelques exemples significatifs :
On peut, selon Robert Masson, guérir ou reproduire la maladie en jouant simplement sur le clavier alimentaire, et par là même programmer la maladie et l'annoncer un mois auparavant, quelles que soient les conditions climatiques. Robert Masson semble l'avoir réalisé avec un enfant atteint de rhinopharyngites à répétition et de bronchites chroniques.

Après l'avoir guéri avec un régime alimentaire adapté, le diététicien a réussi — avec l'accord des parents, bien sûr — à *reproduire la maladie* en donnant, tout simplement à l'enfant : **le matin** : du café au lait avec du pain et du miel ; **au goûter** : des composants semblables à ceux du petit déjeuner ; en ajoutant **aux repas de midi et du soir** : des sirops et des tomates. La maladie était à nouveau guérie par la suppression de ces aliments à ces heures-là.
Voilà qui pourrait donc rassurer les parents d'enfants atteints d'eczéma ou qui font « pipi au lit ». Ces maladies, qui n'ont pas forcément des causes psychosomatiques, peuvent disparaître avec un bon rééquilibrage alimentaire.

Autre exemple :
Prenons un eczémateux, un bronchiteux et un rhumatisant.
Donnons-leur **midi et soir :**
— 400 g de pommes de terre
— 100 g d'omelette, de viande ou de fromage
— 1 cuillère à café de miel
— un fruit.
La maladie va stagner ou s'aggraver.
Donnons-leur maintenant :
— **Matin** : 2 cuillères à café de miel
— **Midi** : 800 g de pommes de terre
— **17h** : 2 fruits
— **Soir** : 200 g d'omelette, de viande ou de fromage.
La maladie s'améliore et disparaît.
L'explication de Robert Masson est simple : ces malades ont reçu les mêmes aliments, en même quantité, mais dans le deuxième cas on a facilité leur digestion et diminué la fermentation intestinale, cause de l'intoxication responsable des maladies.

Ni jeûner ni se priver

En réalité, les secrets de santé de Robert Masson tiennent en des règles très simples : pour se maintenir en bonne santé, ou lutter contre la maladie, il n'est nécessaire ni de jeûner ni de se priver de certains aliments. Il faut, au contraire, manger de tout, mais en quantité raisonnable. Tout réside donc dans le dosage et le choix des aliments pour obtenir le meilleur résultat en fonction de sa constitution, de son tempérament ou de son déséquilibre.

Adopter un régime personnalisé

Robert Masson croit fermement, que les gens sont malades parce qu'ils ne savent pas se nourrir. Et il pense que toutes les maladies peuvent être soignées et améliorées grâce à l'adoption d'un régime personnalisé. Bien sûr, il ne s'agit pas d'adopter n'importe quel régime. Robert Masson est, en effet, particulièrement indigné par tous les régimes dissociés, macrobiotiques ou naturalistes qui prétendent vaincre l'obésité, le cholestérol ou les troubles hépatiques. Il pense qu'en adoptant ce genre de régimes, on perturbe encore davantage le système digestif et on crée des maux qui n'existaient pas. « De plus, explique-t-il, il n'y a pas de régime passe-partout pouvant s'appliquer à tout le monde. Chaque personne est unique, a ses propres habitudes alimentaires et chaque organisme a sa façon particulière de réagir aux agressions. Il faut donc que chacun adopte le régime qui lui convient personnellement pour conserver son équilibre et retrouver la santé ».

« Creuser sa tombe avec ses dents »

Toute la sagesse populaire se retrouve dans les dictons venus du fond des âges. L'un d'entre eux est très clair, il dit que l'homme « creuse sa tombe avec ses dents ». Ainsi, si vous privez l'organisme de nourriture, il mourra. Mais, si vous lui donnez une nourriture qui ne lui convient pas, si vous le suralimentez, il fonctionnera mal et, à terme, finira aussi par en mourir. Robert Masson en est convaincu. Certes, il ne nie pas qu'un enfant puisse naître malade ou qu'il puisse, par son hérédité, avoir un organisme plus fragile qu'un autre. Dans ces cas le régime alimentaire proposé à l'enfant a, pense-t-il, une importance considérable puisqu'alors il compensera, ou aggravera, les défaillances de la naissance. Son exemple personnel est là, dit-il, pour en témoigner.

Habitudes de vie, habitudes alimentaires et symptômes

Une consultation chez Robert Masson commence toujours par un très long entretien. Il questionne son patient sur ses habitudes de vie : heures de lever et de coucher, travail à la maison, au bureau, loisirs, sports éventuels etc. ; ses habitudes alimentaires : heures et contenu des repas, en-cas, sucreries, et lui demande bien sûr, les symptômes de la maladie pour laquelle il vient le consulter. Ensuite, avec son iriscope, il examine à fond l'iris de l'œil du patient pour y lire les organes déficients et les systèmes perturbés. Si, en effet, la diététique constitue la base des traitements de Robert Masson il a recours aussi à un certain nombre d'autres techniques thérapeutiques.

Lorsque entretien et examens sont terminés (cela peut durer facilement plus d'une heure) Robert Masson prodigue alors ses conseils alimentaires. Ils sont, bien sûr, toujours adaptés aux besoins de chacun. La plupart du temps, ils sont complétés par des prescriptions particulières, en fonction des affections à traiter : aromathérapie (huiles essentielles de plantes), gemmothérapie (utilisation des bourgeons de plantes) ou, en cas de carence, oligo-éléments (qui sont des métalloïdes ou métaux permettant de lutter contre les effets de la malnutrition).

Le secret : un bon dosage alimentaire

Robert Masson conseille toujours à ses patients de manger raisonnablement tout ce que la nature offre, excepté quelques produits qui peuvent empêcher ou gêner la digestion. Le secret réside donc dans le *dosage* et le *choix* des aliments pour obtenir le meilleur résultat possible en fonction d'une constitution, d'un tempérament ou d'un déséquilibre à traiter.
L'idée d'ailleurs que nous mangeons trop, et très mal, est corroborée par le fait que, dans les pays pauvres, certaines affections comme le cancer ou les maladies cardio-vasculaires sont inconnues.
Grâce aux régimes personnalisés et aux traitements qui les accompagnent, Robert Masson se fait donc fort d'atténuer ou de guérir bon nombre de maladies et notamment les cas d'obésité, de maigreur, de troubles de la croissance. En rééquilibrant un organisme au plan de l'assimilation, en luttant contre l'intoxication, il vient également à bout des maladies qui en découlent : affections de la peau, affections respiratoires, gynécologiques ou rhynopharyngiennes. L'arthrose, les kystes, les fibromes peuvent aussi être traités grâce à la diététique.

DES CAS DE GUERISON PAR LA NOURRITURE

Les crises nerveuses de l'enfant

Robert Masson est un jour appelé en consultation dans un petit village du Haut-Doubs. Le cas est assez grave : il s'agit d'un petit garçon de huit ans qui, tous les jours, vers 10 ou 11 heures du matin a des crises nerveuses violentes. Il devient d'abord tout pâle puis il est pris de tremblements de plus en plus forts, qui peuvent aller jusqu'à un raidissement total et une perte de connaissance. Tous les médecins consultés y « perdent leur latin ». Pour les uns, il s'agit de spasmophilie, pour les autres de tétanie. Beaucoup pensent même à des crises d'épilepsie, mais aucun traitement ne fait d'effet. Même les homéophathes et certains guérisseurs de la région s'avouent vaincus.

Lorsque Robert Masson arrive dans le village, il fait – 15° à l'extérieur, et la neige atteint la moitié des fenêtres. Le praticien commence à examiner l'enfant : il est taillé en longueur, son teint est diaphane, ses mains et ses pieds sont glacés en dépit de la chaleur qui règne dans la pièce. Alors il interroge les parents sur les habitudes alimentaires de la famille.

Première indication : ils sont végétariens. Seconde indication leur fils mange, tous les matins, au petit déjeuner, deux oranges. Le diagnostic est immédiat : ces deux oranges du matin, en plein hiver, font l'effet, dans l'estomac de ce petit garçon, de deux glaçons.

Robert Masson recommande alors à la mère de donner chaque matin à son fils une chicorée, ou un cacao au lait, avec des tartines de pain beurré. En revanche, il faut à l'heure du goûter, vers 17 heures, remplacer les farineux (pain et gâteaux) par un demi-fruit et un peu de fromage blanc. La guérison est instantanée.

« Cet enfant-là et pas un autre, ne devait manger que très peu de fruits, et surtout pas le matin », explique-t-il. Robert Masson s'élève, d'ailleurs, à propos de ce cas, contre les idées reçues liées aux fruits.
« Certains régimes sont essentiellement basés sur les fruits : les citrons par exemple. Eh bien, les individus que je qualifie de "frileux fatigables" qui prendraient douze citrons par jour pourraient en mourir. Quant aux diètes aux fruits de trois jours, elles sont tellement déséquilibrantes qu'il faut parfois dix ans pour en effacer les effets nocifs. »
Attention donc aux régimes à base de fruits.

Le monsieur essoufflé

Soixante-huit ans, 1,70 m pour 95 kg, cet ancien résistant vient un jour voir Robert Masson. Lui qui n'a jamais été malade de sa vie ne peut plus faire un pas, ou monter un escalier, sans être essoufflé. Pour le praticien, il est aisé de constater qu'un excès de poids est à l'origine de ces troubles. Un peu d'exercice physique quotidien et la réduction globale du bol alimentaire font rapidement tout rentrer dans l'ordre. Ce cas est d'ailleurs classique pour le diététicien.

Une fatigue permanente et inquiétante

Un homme de cinquante-cinq ans se présente au cabinet de Robert Masson. Il se plaint d'une fatigue persistante dont aucun médecin ne peut trouver la cause. Tous ses examens sont en effet normaux ; il ne fume pas, ne boit pas, ne présente aucun signe suspect comme des ganglions. Il n'y a donc pas, selon les médecins, d'état précancéreux. Il est, par ailleurs, relativement empâté mais sans symptomes de maladies cardio-vasculaires. D'où provient alors cette fatigue qui laisse ce patient sans force et sans envie, presque en état de léthargie ? Le diététicien examine le malade et remarque son teint mat et ses traits crispés. Des taches rubis parsèment son corps. Il observe surtout la présence de fibres anarchiques tout autour de l'iris. Pour lui, ce sont des signes de prédisposition aux tumeurs et donc à un état précancéreux.

Une diète au jus de légumes crus est alors prescrite pour supprimer l'« emprise sous-jacente du mal », puis un réglage alimentaire est déterminé. Il insiste sur une alimentation naturelle, équilibrée et mesurée, avec des diètes rythmées. Aujourd'hui, après un traitement de plusieurs mois, ce patient ne ressent plus aucune fatigue. Il est moins « enrobé ». Il a retrouvé sa santé.

Un jeune homme couvert d'eczéma

Longiligne, ce jeune homme d'une vingtaine d'années a le visage osseux, des yeux vifs et le teint légèrement mat. Au cours de son entretien avec le thérapeute, il lui signale sa grande gourmandise et son goût pour les bonbons entre les repas. Un examen à l'iriscope laisse apparaître une importante prédisposition aux dermatoses.

Chez lui, tout est donc lié à un problème de digestion : les sucreries et l'abus des desserts entraînent, dans son système digestif, la formation accrue de lactates (qui sont le sel de l'acide lactique). Cet excédent est rejeté par la peau et cela se traduit par de l'eczéma.

Après un réglage alimentaire très précis, la dermatose n'est jamais revenue.

Depuis vingt ans, ce diététicien peu ordinaire a soigné et guéri des milliers de patients — en commençant par lui-même — en dosant leur nourriture. Pourtant, certaines affections troublent encore Robert Masson : ce sont, bien sûr, les maladies

psychosomatiques. Ces maladies sont volontairement choisies par l'inconscient pour compenser une insatisfaction, une frustration ou pour guérir le malade de certains complexes. Mais nul régime alimentaire, si valable soit-il, ne sait encore les combattre.
Cela n'effraie nullement Robert Masson qui, loin de s'avouer vaincu, poursuit inlassablement ses recherches en ce domaine.

Jacques Montagner

Magnétiseur

Jacques Montagner est né un vendredi 13, à 13 heures : c'est là un signe du destin car, pour les initiés en spiritualité et en ésotérisme, le chiffre 13 est le symbole de la connaissance universelle.
Pourtant, cet enfant de Condom, dans le Gers, était loin d'être prédestiné à devenir l'un des meilleurs magnétiseurs de France. Dans la famille Montagner, on est forgeron de père en fils depuis 120 ans !... jusqu'à ce qu'un enfant naisse sous la double bénédiction d'un vendredi 13 à 13 heures. Les Montagner ont perdu un bon ouvrier, et nous, nous avons gagné un grand thérapeute. Mais cela ne s'est pas fait en un jour.

Un garagiste prospère

Après ses études, en effet, Jacques Montagner sort du lycée technique avec un brevet d'enseignement industriel d'ajusteur, ce qui lui permet de travailler immédiatement dans la forge paternelle. Mais décidément, le jeune Jacques a déjà la fibre indépendante et il quitte assez rapidement l'entreprise familiale pour monter sa propre affaire de vente et de réparation de matériel agricole. Cela ne va pas sans un gros sacrifice : il doit, pour mieux faire face à ses nouvelles responsabilités, cesser son activité de... rugbyman, à la S.A. Condom !

L'affaire marche très bien. Jacques, garagiste prospère et père de famille heureux (il a deux enfants, Corinne et Laurent), va mener une existence de commerçant provincial paisible, jusqu'en 1970 où, brusquement, tout va basculer !

Cette année-là, en effet, son fils, Laurent, tombe très gravement malade : il est atteint d'une néphrose lipoïdique, une affection des reins classée dans les maladies « chroniques et incurables ». Les hospitalisations se succèdent alors, avec des résultats allant du pire au meilleur, alternativement. « Ce fut l'année la plus noire de mon existence », dit-il.

Un jour, las de voir leur enfant souffrir et face à une médecine impuissante, Jacques Montagner et Michèle, son épouse, se tournent vers les médecines dites « parallèles ». Laurent verra de nombreux guérisseurs, jusqu'au jour où l'un des thérapeutes consultés fait remarquer à Jacques qu'il a en lui une puissance de magnétisme extraordinaire, et doit pouvoir lui-même guérir son enfant.

Bien sûr, la réaction des Montagner est celle du scepticisme... mais, tout de même, « on ne risque rien à essayer », se dit Jacques. Sans être spectaculaires, les premiers résultats sur son fils semblent confirmer qu'il a, en effet, des prédispositions naturelles.

Une rencontre décisive

A quelque temps de là, une rencontre va marquer une étape importante dans la vie de Jacques Montagner. Maurice Mességué confirme au garagiste de Condom qu'il est porteur d'un magnétisme qui sera beaucoup plus profitable aux hommes qu'aux tracteurs. De ce jour, Jacques ne manquera plus jamais une occasion de tester son pouvoir. Son fils, suivi médicalement par ailleurs, voit sa maladie reculer grâce aux effets conjugés de la médecine « d'urgence » et de la médecine « des énergies humaines ». Quelques amis, malades, obtiennent auprès de lui des résultats également positifs.
Prudent, le tout jeune guérisseur demande pourtant le secret absolu à tous les gens qu'il a traités et guéris ! Seul Maurice Mességué sera tenu au fait de l'évolution personnelle de Jacques. Nullement surpris, le célèbre phytothérapeute l'encourage à continuer, ce qu'il fait, menant parallèlement son affaire commerciale dans la journée et prodiguant des soins à ses patients (de plus en plus nombreux !) la nuit.

Garagiste florissant ou thérapeute marginal

D'une manière générale, lorsqu'un guérisseur obtient des résultats démontrant son efficacité, le bouche à oreille est sa meilleure publicité. Jacques n'échappe pas à cette règle. Tout le monde le sollicite. Garagiste florissant ou thérapeute marginal ? Il va falloir choisir.
« Pendant deux ans, explique Jacques Montagner, j'ai testé gracieusement mes possibilités auprès des gens qui venaient vers moi. Je savais pertinemment que je pouvais soulager et guérir bon nombre d'affections. Avec un tel pouvoir entre les mains, avais-je le droit de "laisser tomber" ? Il faut avoir connu l'angoisse d'une famille lorsqu'un de ses membres est malade. Je venais, par mon fils (aujourd'hui complètement

guéri), d'être confronté à ce douloureux problème. J'avais en moi cette chance de pouvoir guérir, je ne pouvais pas la refuser à d'autres ! »

Le caractère entier de Jacques Montagner s'exprime alors pleinement. Il décide de s'installer officiellement comme « magnétiseur » à Condom. Dès cet instant, il devient disponible pour tout le monde et sa salle d'attente ne désemplit plus. Parallèlement, Maurice Mességué continue à suivre la progression du magnétiseur ; surtout, il l'initie aux secrets et aux bienfaits des plantes : ce sera pour lui une aide précieuse et inoubliable.

Par ailleurs, certains journaux consacrent, à son insu, sa popularité.

Guérisseur à part entière

Peu à peu, Jacques Montagner doit se rendre à l'évidence : il lui faut quitter Condom. Car, si la Gascogne est à ses yeux la plus belle région de France et Condom une ville où il fait bon vivre, il ne peut plus, en y restant, répondre à toutes les demandes. Et il doit encore progresser, apprendre. Pour Jacques Montagner, en effet, lorsqu'on tourne une page de sa vie et qu'on prend une orientation nouvelle, il faut aller jusqu'au bout. C'est ainsi qu'il décide d'ouvrir un second cabinet, dans la région parisienne. C'est dans son cabinet de Rueil-Malmaison qu'il me reçoit donc. Mais depuis quelques temps, il consulte aussi à Paris, sans oublier sa Gascogne natale où il redescend aussi souvent que possible. Il y reçoit ses anciens et plus fidèles patients, il y retrouve ses amis, et surtout il se régénère au contact de sa vieille terre d'Armagnac car la fidélité et l'amitié lui sont aussi nécessaires pour vivre que l'odeur du bon pays gascon.

Son don

Quand on parle avec lui, on s'aperçoit très vite que Jacques Montagner a une qualité fort appréciable : il ne se cache pas derrière les mots ; il s'en sert pour dire haut et fort ce qu'il pense. Comme, de plus, il colore son propos avec un accent prononcé, on a très vite l'impression d'être dans cette Gascogne qu'il aime tant, à déguster un « pousse-rapière » (apéritif composé de champagne et d'armagnac). Et ce qu'il dit a la simplicité de l'évidence.

Guérisseur reconnu et respecté, a-t-il un souhait sur le plan professionnel ?

« J'aimerais, répond-il, qu'enfin toutes les personnes qui possèdent un don naturel et qui l'exercent honnêtement (magnétiseurs, rebouteux, etc.) puissent être reconnues par le corps médical, après avoir, bien sûr, subi des tests pour démontrer l'efficacité de leur pouvoir. Je vois trop souvent arriver à mon cabinet des gens souffrant d'un zona depuis des mois, voire des années. Pourtant dès qu'il se déclare, un zona traité par le magnétisme peut être guéri en quelques jours... Parfois une seule séance suffit ! C'est pareil pour le lumbago ou certaines sciatiques. Je me souviens aussi d'un enfant anorexique qui était resté cinq mois et demi à ne se nourrir que d'un demi-litre de jus d'orange par jour, et qui souffrait de convulsions quotidiennes avec paralysies momentanées. Après deux séances de magnétisme, il s'est trouvé guéri. »

La place manquerait pour citer la multitude de guérisons rapides opérées par Jacques Montagner là où les thérapeutiques dites « officielles » ont échoué ; mais il ne veut pas trop en parler, car c'est un modeste. Pas plus qu'il ne veut parler de cas que l'on dit « miraculeux ».

« Ces guérisons particulières, répond-il, sont des exceptions. Cela marche une fois, pas forcément deux. En parler serait donc donner de faux espoirs à ceux qui souffrent de la même affection. »

Voilà une prudence de bon aloi quand d'autres se répandent en conseils d'automédication quelquefois dangereux.

« Nous autres magnétiseurs et guérisseurs ne devons jamais oublier que nous n'avons pas la compétence requise pour formuler un diagnostic. Les médecins, eux, ont fait des études pour cela. Personnellement, je demande donc toujours à mes patients s'ils ont consulté leur médecin traitant avant de venir me voir et quel est son diagnostic. Vous savez, le guérisseur n'a pas le droit de se tromper ; avant d'entreprendre quoi que ce soit, il doit être prudent et bien écouter le malade.

J'ai le souvenir d'un homme venu me trouver pour des problèmes nerveux. Il souffrait d'angoisses permanentes. Au cours de la séance de magnétisme, je remarquai que sa respiration était anormale. Je lui demandai s'il avait consulté un cardiologue. »

« Non, me répondit-il, ce n'est pas nécessaire, mon médecin m'a dit que c'était purement nerveux. »

« Je lui ai répondu que ce n'était pas mon avis et qu'il devait, par prudence, voir un cardiologue. Devant son hésitation, c'est moi qui ai téléphoné et pris rendez-vous pour lui. Le lendemain, le cardiologue me téléphonait pour m'annoncer que le patient souffrait, en fait, d'une anomalie cardiaque. Après opération, il est maintenant tiré d'affaire. Mais je me souviendrai toujours de la réaction du cardiologue (avec qui je travaille aujourd'hui en excellente collaboration) ; il n'arrivait pas à comprendre comment j'avais pu découvrir cette anomalie, alors que le médecin traitant n'avait rien vu, et que lui-même avait eu recours à une technologie de pointe pour déceler ce problème. Je pense que c'est cette crainte permanente de l'erreur qui me pousse à la prudence, car si je me trompais, ma conscience ne serait jamais plus en paix ! Les forces qui me donnent le pouvoir de soulager et de guérir me donnent aussi la faculté de discerner les limites que je ne peux pas, que je ne dois pas franchir. C'est là la seule explication que je puisse donner. »

Comme je lui fais remarquer que je le trouve très sûr de lui, il éclate de rire, et me répond :
« Aucun guérisseur ne peut se vanter d'être infaillible et de guérir à tous les coups. Il est vrai que certaines séances de magnétisme sont parfois spectaculaires, tant par la rapidité du soulagement que par la guérison définitive qu'elles apportent. Mais ces résultats généralement obtenus sur des affections aiguës, ne représentent qu'un très faible pourcentage. Dans la majorité des cas, plusieurs séances sont nécessaires. »
« Nous voyons trop souvent des personnes souffrant depuis plusieurs années qui s'imaginent être guéries en une seule fois... Évidemment, elles sont déçues et disent ensuite à qui veut l'entendre que les magnétiseurs sont des charlatans. A ces personnes, je dirai tout simplement : si c'est ce que vous attendez du magnétisme, économisez-vous la peine et le temps de nous consulter, car vous serez systématiquement déçues. Si nous avions un tel pouvoir il n'y aurait plus besoin de médecins ! »

SA THERAPEUTIQUE : LE MAGNETISME

Les druides de nos ancêtres les Gaulois utilisaient déjà le magnétisme. Contre vents et marées, il a résisté à toutes les modes médicales et aux médecines dites « officielles » de chaque époque. Le magnétiseur utilise le magnétisme comme les Chinois utilisent l'acupuncture pour régler la circulation de l'énergie vitale dans le corps. Cette méthode exige des dons que peu de gens possèdent. Le magnétiseur utilise son seul « fluide magnétique » pour rétablir un organisme défaillant. Il procède à des « impositions » en laissant ses mains sur des points précis du corps, ou à des « passes » en les déplaçant plus ou moins rapidement selon des trajets déterminés. Les impositions de mains ont, semble-t-il, toujours existé — le cas le plus célèbre est évidemment celui du Christ — mais c'est un médecin viennois, Mesmer, qui a remis ce procédé à la mode juste avant la Révolution française. Cela dit, jusqu'à nos jours, la médecine a toujours refusé le magnétisme avec une constance étonnante. Cela est d'autant plus curieux que, depuis quelques années, une personnalité reconnue du monde scientifique travaille sur le magnétisme : le professeur Yves Rocard, père de la bombe française, de Michel du même nom et du pont de Tancarville. Il est d'ailleurs membre du CEA (Centre d'études atomiques), et directeur du laboratoire de physique à l'École normale supérieure, un des meilleurs laboratoires du monde ! Le professeur Yves Rocard a mis en évidence le fait que l'homme perçoit de petites variations du champ magnétique terrestre, démontrant ainsi que le « biomagnétisme », la propriété de la matière vivante d'être sensible aux champs magnétiques, existe.

« Cette thérapeutique par l'imposition des mains est basée sur un geste naturel, explique Jacques Montagner. Lorsqu'on se blesse une main, l'autre vient instinctivement couvrir l'endroit blessé, et ce simple contact donne souvent une impression de soulagement. »
Nous faisons donc tous plus ou moins du magnétisme sans nous en rendre compte. Certains marchands vendent même des accessoires destinés à transmettre des ondes vibratoires, électriques ou magnétiques « antidouleurs ». Quand on lui parle de ces appareils, Jacques Montagner devient tout rouge de colère : ce magnétisme-là n'a, pour lui aucune valeur. « Malgré les fabuleux progrès de la technologie, aucun appareil, aussi sophistiqué soit-il, ne pourra rivaliser avec les bienfaits que la nature met à notre disposition, dit-il. Seules les radiations émises par notre environnement naturel sont assez subtiles, sensibles et « intelligentes » pour agir efficacement et en douceur, là où le besoin s'en fait sentir. »

J'aborde alors un autre point : l'action psychique sur le malade n'est-elle pas le seul effet dû au magnétisme ? « Oui ! lorsqu'il s'agit d'affections psychosomatiques ! Cela dit, je soulage et je guéris tous les jours des douleurs purement physiques. Une brûlure, une entorse ou une foulure (en tant qu'ancien rugbyman, j'en ai guéri quelques-unes, croyez-moi !) le magnétisme les soulage très bien ; et ce ne sont pas des affections « qui se passent dans la tête ! »

Pour Jacques Montagner, le magnétisme équilibre le système nerveux, revitalise l'organisme et calme la douleur.

« Ce sont-là des propriétés essentielles, reprend-il. Grâce à cette triple action, le magnétisme permet de relancer la machine humaine ; l'énergie extérieure ainsi apportée va faciliter la circulation de l'énergie vitale et permettre, en rééquilibrant le métabolisme, de rétablir les défenses naturelles. Telle est l'action du magnétisme sur le plan physique. Sur le plan psychique, son action réside en ce que le magnétiseur est, pour le malade déçu par les autres thérapeutes, le dernier espoir, la dernière chance de guérir... Et la foi, cela motive ! »

LES SPECIALITES DE JACQUES MONTAGNER

Les affections nerveuses

Angoisses, anxiété, dépression nerveuse (et non mentale), insomnies, nervosité, spasmophilie.

Les sujets atteints d'affections nerveuses constituent souvent le plus gros pourcentage de la clientèle d'un magnétiseur. Les résultats sont très variables : de la guérison très rapide à... l'échec, parfois. Pour les traiter, il faut prendre en compte différents paramètres tels que l'environnement professionnel et familial, les conditions de vie, le nombre d'échecs enregistrés dans les différents traitements suivis jusqu'alors. Ce sont, de toute façon, les troubles les plus difficiles et les plus pénibles à traiter. « Beaucoup de mes confrères refusent de les traiter ! A mon magnétisme, j'associe fréquemment un traitement par les plantes. De plus, je conseille à mes patients de se faire prescrire des oligo-éléments par leur médecin. »

Les affections de l'appareil digestif

Aérophagie, colite, constipation, diarrhée, digestion difficile, troubles hépatiques, troubles intestinaux, ulcère du duodenum.

Ces affections sont généralement dues au mode de vie. Les repas pris à toute vitesse, à des heures irrégulières sont souvent la cause des ballonnements et des digestions difficiles. L'organisme n'est plus en mesure d'assumer ses fonctions d'assimilation et d'élimination. Certains abus de médicaments affectent aussi le fonctionnement normal de l'appareil digestif et causent bien souvent de sérieuses altérations de la flore intestinale.

Le magnétisme permet de décontracter l'appareil digestif, de calmer les douleurs, de les localiser et de régulariser les fonctions des différents organes. Après une séance de magnétisme, certains sujets atteints de troubles digestifs ont l'impression d'avoir perdu 5 à 6 cm de tour de taille.
« Là aussi, j'associe un traitement par les plantes, que je choisis, cas par cas. »

Les affections de l'appareil respiratoire

Allergies, asthme, bronchites, rhinites, sinusite.

Ces problèmes aux causes très différentes peuvent être traités par le magnétisme avec des résultats variables. En effet, si l'on observe souvent des cas de guérison d'asthme, il serait malhonnête de prétendre guérir totalement une bronchite par le magnétisme (encore que nous pouvons l'améliorer quelque peu).
Là aussi, il faut prendre en compte le sujet et son environnement, et là aussi, l'association avec un traitement par les plantes se fait cas par cas.

Les affections de l'appareil circulatoire

Mauvaise circulation, jambes lourdes, hémorroïdes, troubles menstruels, troubles de la ménopause, hypertension.

Le magnétisme peut y apporter de sérieuses améliorations et des soulagements appréciables. Par sa triple action, il peut agir considérablement sur le terrain du patient ; il faudra lui adjoindre un traitement phytothérapique approprié, afin de consolider le résultat acquis.

Les affections dermatologiques

Eczéma, prurit, herpès, démangeaisons, urticaire, zona, mycoses.

Il ne faut jamais perdre de vue que les troubles dermatologiques sont, en quelque sorte, le reflet de la santé générale de l'organisme. Donc, rien ne sert de traiter localement une dermatose, si on ne s'occupe pas d'abord de la cause. C'est pourquoi le magnétisme réussit très bien sur ces différents troubles. Il traite directement la cause, même si le magnétiseur ne connaît pas vraiment son origine. Les résultats sont souvent spectaculaires et définitifs. Le plus important n'est-il pas de guérir ? Certains patients sont affolés quand, après une séance de magnétisme, il se produit une éruption encore plus importante. C'est un phénomène normal prouvant que l'organisme réagit au traitement. Il se débarrasse ainsi de ses dermatoses latentes qui auraient fait irruption dans les semaines ou les mois suivants. Là aussi, Jacques Montagner utilise les plantes en des proportions variables suivant les cas.

Les douleurs

Arthrose, arthrite, entorses, contractures, crampes, lumbago, sciatiques, névralgies, migraines, vertiges, brûlures.

A la condition que l'origine ne soit pas d'ordre mécanique (luxation, arrachement des ligaments, lésion osseuse, etc.) toutes ces douleurs se traitent très bien par le magnétisme. Fréquemment, on obtient des résultats définitifs, notamment sur les sciatiques, les migraines, les vertiges ou les lumbagos. Quand les douleurs sont provoquées par un métabolisme déficient, il est bon aussi d'y associer un traitement par les plantes.

MAGNETISEUR PLUTOT QUE GUERISSEUR

« J'ai eu maintes fois l'occasion de traiter les affections dont je viens de parler. Les résultats obtenus ont toujours été excellents, voire parfois spectaculaires. Mais l'honnêteté m'oblige à dire que j'ai également eu des échecs. C'est pour cette raison que je n'aime pas le nom de « guérisseur » ; je préfère celui de « magnétiseur ». Car, seul celui qui peut tout guérir et toujours, peut être dit « guérisseur ». Je ne prétends donc pas à cela mais, dans de nombreux cas, mon expérience me l'a prouvé, le magnétisme apporte quelque chose de positif à ceux qui souffrent. »

« La profession de magnétiseur est merveilleuse car on peut guérir et soulager par une simple imposition des mains ; mais c'est aussi un métier difficile qui demande un don de soi total, et une vigilance de tous les instants. Quant à cette énergie dont nous disposons, il faut pouvoir et savoir l'empêcher de tarir, en essayant d'être toujours en osmose avec les « forces supérieures » qui nous protègent. Il faut donc rester simple, humain, intègre et surtout ne pas s'imaginer posséder tous les dons du monde. Il faut connaître ses limites pour ne pas les dépasser, ne pas hésiter, par exemple, à refuser un malade quand on juge que le corps médical a plus de chances de le guérir.
Une donnée essentielle doit donc toujours dominer l'esprit du magnétiseur : la vie et la santé sont des biens trop précieux pour se permettre de jouer avec elles.

> "Il vaut mieux s'exposer à l'ingratitude que de manquer aux misérables."

J'ai fait mienne cette pensée de La Bruyère. »

Louis Puech

Magnétiseur - Hypnotiseur

Si vos pas vous conduisent un jour dans le vieux Nîmes, et qu'au détour des ruelles étroites et moyenâgeuses vous passez par la rue Edgar-Mouton, ne soyez pas étonné de l'attroupement que vous verrez devant le n° 4. Les riverains ont l'habitude et ils vous expliqueront que c'est comme cela tous les jours, que parfois les files d'attente commencent à l'aube, même si le cabinet n'ouvre qu'à sept heures du matin.

C'est en effet ici que vit, et consulte, le guérisseur le plus fameux de la région : Louis Puech, un homme dont la réputation de guérisseur a largement dépassé les frontières du département et même du pays. On vient le voir du monde entier avec une confiance absolue car, en plus des guérisons étonnantes qu'il obtient quotidiennement, il a donné la preuve tangible de son don en acceptant que sa main soit un jour photographiée en direct à l'infrarouge, à la télévision. C'était le mercredi 11 novembre 1981, dans l'émission « Les mercredis de l'information », de Jean-Marie Cavada. La main du guérisseur était alors apparue d'un blanc transparent aux téléspectateurs, confirmant le pouvoir étrange de cet homme de quarante-neuf ans, jovial, honnête et qui a fait de « l'amour de son prochain » sa vocation.

LE DON D'UNE FAMILLE D'AGRICULTEURS

Rien pourtant ne semblait prédestiner ce fils d'agriculteur à tenter de soigner les hommes, femmes, enfants de toutes races, toutes nationalités et toutes religions qui n'ont pu trouver de solution médicale satisfaisante à leurs maux. Né le 25 janvier 1937 à Aimargues, en Camargue, sous le signe du Soleil et du Verseau, Louis Puech grandit parmi les taureaux, dans la nature sauvage de ce Midi qu'il aime tant. Son père est agriculteur. On l'est de père en fils dans la famille... Mais, dans cette famille, on a aussi un certain talent pour soulager les petites misères. M. Puech père est, en effet, très connu dans la région pour « faire passer » les maladies des bêtes et pour remplacer, parfois, le vétérinaire. Le petit Louis, quant à lui, se préoccupe bien peu de ces choses.

Un jour, alors qu'il est âgé de dix ans et qu'il s'amuse dans la cour de l'école, il renverse l'un de ses camarades et lui démet l'épaule. Est-ce la crainte d'être grondé, les pleurs de son ami qui souffre, les reproches qu'il s'adresse ? Il ne le sait plus aujourd'hui, mais ce dont il se souvient, c'est de la force intérieure qui le pousse instinctivement à faire quelque chose. Alors, sans hésiter, il remet l'épaule en place, au grand étonnement du médecin qui venait d'être appelé. L'anecdote, pourtant révélatrice, ne le marque pas.

A la même époque à peu près, il s'amuse à momifier naturellement des fleurs ou des morceaux de viande et cela ne

l'étonne pas davantage. Les « gens de la terre » ont l'habitude de ces phènomènes.
Son père, avec qui il se sent en communion parfaite, le fascine. C'est près de lui que l'enfant, puis l'adolescent, va, peu à peu, s'intéresser à cette force suprême de guérison qu'il sent monter en lui et qui est, dit-il, en chacun de nous.

Découverte de l'hypnose

Agriculteur comme son père le jour, il s'intéresse à l'hypnose la nuit. Il a dix-sept ans et assiste régulièrement à des séances à Montpellier. Sa passion pour cette technique date de cette époque. C'est à l'infirmerie de la caserne qu'il met en pratique, pour la première fois, l'hypnose médicale sur ses camarades blessés qu'il soulage ainsi de la douleur. Il vient en effet de commencer son service militaire en Algérie, au moment des premiers troubles. Il va cependant rencontrer un problème de taille : partisan de la non-violence, il refuse de porter les armes, ce qui lui vaut quelques tracasseries. Il n'est alors adepte d'aucune religion, mais il croit fermement en son amour du prochain et en ce pouvoir de guérison qu'il sent en lui et qui le pousse à agir.
Il revient en France après deux ans. La vie reprend son cours. Il lui faut choisir un métier ; tout naturellement, ses pas le portent vers ceux auprès desquels il pourra se rendre le plus utile : les handicapés. Pendant plusieurs années, Louis Puech occupe à Béziers un poste d'éducateur dans un centre pour enfants handicapés. Il y connaît une réussite remarquable, qu'il explique par ses facultés particulières à cette époque et par le travail d'hypnose médicale et d'hypno-analyse qu'il continue de développer.

Il sauve son frère

Parallèlement à ses activités d'éducateur, Louis Puech accepte, de temps en temps, et seulement pour rendre service, de soigner les « douleurs » des amis qui le lui demandent, par imposition des mains, comme le faisaient son père et son grand-père. Il se rend d'ailleurs très vite compte que, lorsqu'il ne communique pas son énergie aux autres, il connaît lui-même des troubles physiques. La vie passe ainsi, sans épreuves notables, quand, tout à coup, un drame familial lui révèle toute l'ampleur de son pouvoir. Lorsqu'un jour de Pâques 1972 son frère est atteint d'une très grave méningite, il reçoit le choc de plein fouet.
De nouveau, il sent monter en lui son irrésistible besoin de lutter contre la maladie. Il se rend au chevet de son frère et lui impose, pendant vingt-cinq minutes, les mains sur le crane. Rien ne se passe et, lorsqu'il le quitte, son frère est toujours dans le coma. Mais, à minuit, un coup de téléphone le réveille. Contre toute attente, le malade vient de reprendre connaissance. Huit jours après, il est définitivement sauvé. Louis Puech y voit un signe. Il doit continuer de guérir.

Un vrai sacerdoce

Il commence donc par soigner très régulièrement les membres de sa famille et ses amis avant de prendre vraiment confiance en lui. Mais ce n'est qu'à la mort de son père, en 1973, qu'il décide enfin d'installer son cabinet, à Nîmes.
Ce sont d'abord ses proches qui viennent, puis les Nîmois. Bientôt, l'écho des guérisons se répand peu à peu, en France et à l'étranger.
« Je suis un "canal" et j'ai le devoir de transmettre ma force et mon pouvoir », a-t-il coutume de dire.
Aujourd'hui, ce n'est plus une profession qu'exerce Louis

Puech, mais un véritable sacerdoce. Il travaille, en effet, sans horaires et sans tarifs. Ainsi, il n'est pas rare que le dernier malade passe à deux ou trois heures du matin.
« Il faut bien faire quelque chose pour ces gens qui, souvent, viennent de très loin et attendent parfois depuis l'aube ; alors, peu importe la fatigue. » Peu importe aussi l'argent.
Chacun verse ce qu'il veut dans un grand broc en étain qui se trouve derrière le bureau du guérisseur... quelques pièces ou des billets, Louis Puech ne veut pas le savoir. Pour lui, la santé n'a pas de prix.
Une autre des caractéristiques de Louis Puech est que, contrairement à beaucoup de ses confrères, il ne demande qu'à être testé par les scientifiques. La preuve, je vous l'ai dit, sa main passée en direct à l'infrarouge et dont l'aura lumineuse fut découverte ce soir-là par des millions de téléspectateurs. Cette photo encadrée et suspendue dans son bureau est le seul diplôme qu'il se reconnaisse.

LES TECHNIQUES DE LOUIS PUECH : LE MAGNETISME ET LE POUCE

Louis Puech, qui reçoit dans son cabinet des individus de toutes les classes sociales, « du deuxième classe au général d'armées », met aussi, depuis quelques années, son don au service du sport professionnel, et plus spécialement du football. Régulièrement, les équipes de Nîmes et de Marseille viennent le voir avant les matchs. Il a pris également en « charge magnétique », si l'on peut dire, l'équipe d'Auxerre, qu'il soutient avec succès tant physiquement que moralement.

Pour lui, l'explication de son don est simple :

« Moi, je l'appelle la force X, dit-il. Cette force est produite par le sang et retransmise par les nerfs. Elle recharge les centres nerveux des corps défaillants. Deux points bien précis, situés sur le crâne, me permettent de trouver les points congestionnés, les glandes et les organes défaillants. Il me suffit ensuite, par une rotation du pouce, de leur faire retrouver leur fonction complète. » C'est cela, le secret du don de Louis Puech : les rotations de son pouce.
« Mon pouce, je ne le vendrais pas pour tout l'or du monde », dit-il.
Cette méthode, comme on le voit, ne consiste pas uniquement en une simple imposition des mains, mais aussi en une recherche systématique des centres nerveux congestionnés. Ces centres sont ensuite débloqués par un travail de rotation du pouce. Grâce au magnétisme, il « crochète » donc le mal et l'extirpe en débloquant le centre nerveux.

Dans certains cas, pourtant, cela ne suffit pas. Louis Puech a alors recours à l'hypnose, ou, plus exactement, à la relaxation hypnotique. Il prend le poignet du patient entre le pouce et l'index et se livre à un travail d'hypnose qui entraîne une diminution des pulsations du pouls et le sommeil de plus en plus profond du patient.
Pour traiter certaines maladies psychosomatiques (85 % des affections qu'il traite), il a également recours à la régression dans le passé : par le moyen de l'hypnose, une fois encore, il plonge le patient dans une période marquante de sa vie, pour tenter de faire ressurgir les problèmes enfouis et inhibés. Grâce à l'hypnose, il aide ainsi les alcooliques, les toxicomanes et les fumeurs à s'affranchir de leur accoutumance.
Quant à ses relations avec le monde médical, elles sont excellentes, puisque la plupart de ses patients lui sont adressés par des médecins.
Par ailleurs, un grand nombre de scientifiques et d'universitaires renommés assistent aux conférences qu'il donne

régulièrement sur le magnétisme, l'hypnose et son expérience personnelle de cas de guérison. Ces contacts sont devenus essentiels pour Louis Puech, car ils lui ont permis d'apprendre que le magnétisme donnait lieu, aujourd'hui, à des explications sérieuses, et admissibles pour un esprit rationnel.

L'HYPNOSE

L'hypnose est l'une des plus anciennes thérapeutiques de l'histoire humaine. Elle a pour but, par le moyen d'une mise en sommeil artificiel, d'imposer au patient un désir conscient, et donc de l'aider à atteindre l'objectif qu'il s'est fixé. Cela peut aller de l'étude d'une langue étrangère à la lutte contre la timidité ou l'envie de fumer, en passant par la guérison d'affections plus diverses. Le champ en est donc très vaste.

Historique

Depuis fort longtemps, l'hypnose est associée à la magie. On en retrouve trace, dès l'origine du bouddhisme et du brahmanisme en Chine et en Inde, en Égypte et chez les Aztèques. Les mages et les prêtres l'utilisaient alors en l'auréolant toujours de mystère et de magie.
Cette situation perdure jusqu'à ce qu'au XVIIIe siècle le médecin viennois Franz Anton Mesmer aborde l'hypnose de façon plus rationnelle. Il pense qu'il existe un « fluide universel » transmissible d'un sujet à l'autre, grâce à des passes magnétiques. Malheureusement, les séances thérapeutiques de Mesmer, qui utilise l'hypnose collective, tiennent beaucoup plus du théâtre que de la science, et elles sont immédiatement exploitées par des organisateurs de spectacles.

Encore aujourd'hui, pour beaucoup d'entre nous, le mot hypnose est associé au music-hall.
Pourtant, depuis les célèbres expériences de Jean Martin Charcot (1825-1893) à la Salpêtrière, et les travaux, à la même époque, de Liebeault et Bernheim à Nancy, les scientifiques prennent l'hypnose très au sérieux, et l'intérêt pour cette thérapie ne s'est plus jamais démenti. Sigmund Freud, élève de Charcot et de Bernheim, fut d'ailleurs un ardent défenseur de l'hypnose avant de lui préférer la psychanalyse. Depuis lors, les travaux, dans ce domaine, continuent. Dans les années soixante, le Pr Caycedo crée de nouveaux concepts sur la conscience qui aboutissent à la sophrologie.

L'hypnose et les médecins

Les médecins prirent vite conscience de l'intérêt de l'hypnose pour combattre la douleur et décontracter les patients. Les premières interventions chirurgicales sous hypnose furent d'autant plus spectaculaires qu'elles eurent lieu à une époque où l'on ne connaissait pas encore les anesthésiques. En 1830, le Dr Dulet extrait une dent sous hypnose et en 1845, à l'hôpital de Cherbourg, le Dr Loysel pratique l'amputation d'une jambe sur un sujet hypnotisé. De la même manière, en Inde, le Dr James Esdalle réalise plus de deux mille interventions chirurgicales sur les dockers du port de Calcutta.
Le premier accouchement sous hypnose a lieu en 1889. Il est l'œuvre du docteur Liebeault. Plus près de nous, pendant les deux guerres mondiales, les médecins démunis de matériel ont eu souvent recours à l'hypnose pour opérer les blessés. De nos jours, des opérations comme l'ablation de l'appendice (ou même du sein), des acouchements ou des extractions de dents se pratiquent régulièrement sous hypnose. Une intervention chirurgicale sous hypnose limite d'ailleurs l'hémorragie et accélère la cicatrisation.

Signalons enfin que la France se place actuellement en tête des pays européens avec plus de mille cinq cents sophrologues. Elle compte des chercheurs renommés comme le Dr Jean-Paul Guyonnaud (l'un des premiers sophrologues dentaires français), le Pr Léon Chertok et le Dr Raphaël Chercheve, le premier à avoir organisé en France des cours de sophrologie dentaire.

Les applications de l'hypnose

Dans l'esprit du public, l'hypnose reste néanmoins un phénomène mystérieux, voire dangereux.
On craint, par exemple, de ne pas pouvoir se réveiller après une séance, et surtout d'accomplir un acte contre sa volonté. Ces craintes ne sont pas fondées. A ce jour, en effet, après des milliers d'expériences, il est acquis que l'on ne peut jamais pousser un sujet à accomplir un acte contraire à sa volonté ou à sa morale. On n'a jamais vu non plus quelqu'un mourir après une séance d'hypnose.
Les possibilités de l'hypnose (que beaucoup considèrent comme une médecine d'avenir) sont immenses. Il suffit pour s'en convaincre de savoir que les États-Unis apparaissent aujourd'hui comme les premiers sur le plan mondial de l'hypnose-psychothérapie, que l'URSS est très avancée sur la voie de l'hypnose-parapsychologie, que la Grande-Bretagne est le chef de file de l'hypnose médicale. Mais aussi, que la France est le pays de l'hypnose-pédagogique avec les travaux remarquables d'Eric Barone. Ce scientifique français a, mené dix ans de recherches dans ce domaine, et effectué plusieurs années d'applications pratiques sur le terrain, dans le cadre d'un institut qu'il anime à Paris. Sa théorie trouve des applications dans des domaines aussi variés que l'apprentissage des langues étrangères, le rattrapage scolaire, la conduite automobile, la pratique d'un sport ou la maîtrise d'un instrument de musique. Sachez enfin que, sous hypnose,

on pourrait, paraît-il, se promener dans le passé aussi bien que dans l'avenir mais, sur ce point, les recherches n'en sont encore qu'à leurs balbutiements.

LA FORCE X SELON LOUIS PUECH

Louis Puech refuse que l'on assimile son don au simple magnétisme. Pour lui, il s'agit d'un phénomène plus complexe associant divers éléments :
« L'expérience prouve que les meilleurs résultats sont obtenus quand le traitement est donné en privé. Le patient doit alors se trouver en état complet de relaxation. Les quatre principaux canaux des forces psychiques que j'utilise sont :

- **Les mains** qui doivent être scrupuleusement propres.
- **Les yeux** qui reflètent les pensées et l'humeur du guérisseur, ainsi que son désir de venir en aide au patient.
- **L'haleine** qui doit être pure.
- **L'aura**, il s'agit d'accueillir son patient amicalement, à bras ouverts, et de savoir garder sa bonne humeur intérieure. Cela a une incidence sur votre aura. Quand elle se mêlera à celle du patient, votre état d'esprit positif lui viendra en aide. »

UN APRES-MIDI AVEC LES MALADES DE LOUIS PUECH

Une pièce sobrement meublée avec des fauteuils et un canapé, un bureau, des rideaux épais et le sourire rassurant de Louis Puech accueillent les premiers patients.

Paraphlébite et douleur cervicale

Cette dame petite et assez maigre, souffre de phlébite et de douleurs persistantes aux vertèbres cervicales. Louis Puech la fait asseoir et place deux de ses doigts sous les oreilles avant d'appuyer sur les vertèbres malades. Ensuite, avec son pouce qui, doucement, effectue des rotations régulières, il travaille les vertèbres, avant de finir par une imposition des mains sur la tête. Depuis qu'elle vient ici, cette dame se sent de mieux en mieux. Elle qui ne connaissait plus le sommeil depuis longtemps dort maintenant des nuits entières, sans souffrir.

Le retraité asthmatique

Telles un véritable détecteur, les mains de Louis Puech localisent la cause de la maladie et se transforment en aimants. On dirait qu'un fil invisible les relie à ce patient, victime, depuis de nombreuses années, de violentes crises d'asthme. La tête du patient va d'avant en arrière, de plus en plus vite, au rythme des mains. Il n'est pourtant pas du tout endormi. Très conscient, au contraire, il dialogue. Depuis que son traitement a commencé, les crises d'asthme, qui se déclenchaient la nuit surtout, ont complètement cessé. Il vient aujourd'hui pour la dernière fois. Il est heureux, il se sent désormais définitivement guéri, presque miraculé.

Une fistule mal placée

C'est un entrepreneur d'Arras qui entre maintenant. C'est sa deuxième séance. Depuis dix-huit ans, il souffre d'une fistule mal placée que les médecins ne peuvent guérir vraiment. Il a tout essayé, les hôpitaux, les cliniques, les professeurs de renom qu'il va consulter aux quatre coins de France et même en Belgique et en Suisse. Et depuis dix-huit ans, il mène une vie impossible. Finalement, c'est un médecin de Nîmes qui lui recommande le magnétiseur. La première séance a stoppé les saignements. La seconde aidera la plaie à se refermer. Il est maintenant guéri.

La petite fille anorexique

C'est une adorable petite fille que Louis Puech accueille maintenant. Il s'agit d'une simple visite de contrôle, car elle a l'air en parfaite santé. Il y a quelques semaines, pourtant, elle était maigre à faire peur, complètement anorexique. Cela semble impossible à croire aujourd'hui. Et pourtant...

L'arthrose de l'avocat

Ancien avocat, cet homme de soixante-treize ans est perclus d'arthrose. Sa femme l'accompagne, car il marche très difficilement. Il est quasiment paralysé par la douleur. Voilà longtemps qu'il se soigne par des méthodes classiques : médicaments, cures régulières ; mais rien n'y fait. Dès que le temps change, il ne peut plus bouger ni les bras ni les jambes. Debout derrière le malade, les yeux mi-clos, Louis Puech semble écouter... « J'écoute, explique-t-il, l'amplitude magnétique du patient ».
Et le pouce recommence à s'activer avant l'imposition des mains. Le « miracle » a lieu une fois encore. En dix minutes, en effet, le magnétiseur a réussi ce qu'aucun remède n'avait pu réaliser, lui permettre d'effectuer des mouvements jusque-là impossibles à faire. Quelques semaines plus tard, il sera, lui aussi, définitivement soulagé. Il devra suivre, tout de même, quelques séances de magnétisme de temps en temps.

SECOURIR LA VIE DEFAILANTE D'UN ETRE SOUFFRANT

Et c'est ainsi toute la journée. Louis Puech reçoit, chaque jour, entre quatre-vingts et cent personnes atteintes des affections les plus diverses : sciatiques, maladies de la peau, états comateux, coma profond, asthme, brûlures, foulures, cancer, aussi...

Le guérisseur avoue pourtant ne pas pouvoir tout guérir : « Je préviens toujours lorsque je sens, et cela arrive, que je ne peux rien faire pour eux. »

Pour cet homme, tout pétri de l'amour des autres, l'humilité est une vertu nécessaire à l'évolution des âmes. Et cette humilité, Louis Puech en fait preuve plus que tout autre, lui qui, pourtant, peut se targuer d'avoir guéri des centaines et des centaines de malades.

Pour Louis Puech, en tout cas, le verbe donner n'est pas un vain mot, car il consacre sa vie, sans compter, à soigner les autres. Et pour parler du magnétisme curatif, l'une dit-il, des méthodes de soins naturelles les plus actives, il aime citer le grand magnétiseur Chardel :

« Magnétiser pour guérir, c'est secourir, avec sa vie, la vie défaillante d'un être souffrant. »

Jean-François Ridon

Guérisseur des temps modernes

Lorsqu'on pénètre dans le « Centre de remise en forme » que Jean-François Ridon a choisi de créer à Serre-Chevalier, au milieu de « ses » Alpes, ce n'est pas une odeur de soufre qui vous accueille mais un mélange de senteurs naturelles et reposantes parmi lesquelles on reconnaît pêle-mêle, thym, marjolaine, verveine, eucalyptus, camomille ou cyprès... Quant au maître des lieux, il est jeune, beau, reposant et rassurant même lorsqu'il vous parle, avec un enthousiasme tout méridional des médecines de l'an 2000.

Et c'est vrai que, depuis quelques années, une « nouvelle race » de guérisseurs est apparue. Jean-François Ridon est de celle-là puisqu'il est résolument tourné vers les progrès techniques et technologiques et particulièrement friand de dialogue avec la médecine officielle dont il se veut un complément.

Véritable lien entre les médecines de prévention et d'urgence, il est, pourrait-on dire, un thérapeute complet.

Un irrésistible besoin d'aider les autres

La vie n'a pourtant pas été tendre avec Jean-François, Jef, pour ceux qui le connaissent bien et qui l'aiment. Mais de son enfance au sein d'une famille difficile, il sait tirer parti : il apprend à aimer la méditation, la solitude, la nature, au gré de longues promenades dans la montagne qu'il aime tant. C'est là que, peu à peu, il sent monter en lui son pouvoir de guérir, ainsi qu'un irrésistible besoin d'aider les autres.
Ses premiers patients ce sont ses copains, adolescents comme lui, dont il guérit, par simple imposition des mains, les entorses, les muscles froissés, les petits « bobos ». Et son don va s'affirmer, année après année. Pourtant il se refuse à s'installer comme le lui demandent bientôt tous ses amis. Il estime, en effet, que guérir sans comprendre n'est pas digne d'un vrai guérisseur, même s'il se sent porté par la nature qui l'entoure, l'énergie qui l'anime et le besoin d'être utile. Alors, il décide d'étudier.
Il choisit la kinésithérapie. Pour le garçon de 18 ans qu'il est alors, cette discipline paramédicale, où l'on a un contact direct avec le malade, est en accord parfait avec sa conception du véritable thérapeute qui doit être un artisan et non un intellectuel. Pour ses études, Jef choisit l'école de Berck, un internat où l'on travaille d'arrache-pied. Puis il se perfectionne à Paris, dans le service de neuro-chirurgie de l'hôpital de la Pitié-Salpêtrière d'abord, à l'hôpital Lariboisière ensuite, dans le service de rhumatologie du Pr de Sèze.

Parallèlement à ses études, Jean-François se lance aussi à fond dans la pratique des arts martiaux. Ce don qu'il sent en lui, il veut pouvoir le contrôler, le diriger, le canaliser. Sportif accompli, il n'a pourtant rien d'un bagarreur, mais il sait que ces sports permettent d'acquérir une parfaite maîtrise de soi grâce à une meilleure connaissance des méridiens d'énergie et des centres nerveux. Cette technique a été utilisée depuis des millénaires par les Chinois, elle est pourtant restée longtemps ignorée des Occidentaux. Grâce au karaté et au taï-jitsu, il apprend à contrôler son énergie et sa respiration, ce qui lui semble indispensable pour pratiquer le magnétisme sans risquer de perturber le malade.

Certains se seraient arrêtés là, se seraient installés et auraient « fait » de la clientèle. Mais Jean-François Ridon est un curieux. Il préfère continuer à développer son savoir auprès de tous ceux qui, avant lui, ont cherché, par des méthodes nouvelles, à soulager les autres. Peu à peu, il va donc s'initier à différentes techniques et les enrichir à son tour : bulle d'isolation sensorielle à laquelle il adjoint la vidéo, la sympathicothérapie qu'il remet à l'honneur avec Michel Bontemps, et les massages réflexes. Tels sont les bagages de ce guérisseur des temps modernes. Mais bien qu'il obtienne des résultats très encourageants pour un jeune naturopathe, cet éternel chercheur s'ouvre encore à d'autres horizons : la phytothérapie (soins par les plantes), et la cosmobiologie (astrologie médicale) lui permettent d'aller au-delà des causes apparentes des maladies qu'il soulage. Le plus souvent, en effet, ces techniques lui permettent de prévoir et donc de prévenir la maladie, car la prévention représente à ses yeux l'arme la plus efficace contre tous les maux.

Un centre à Serre-Chevalier

Cet amoureux de Dame Nature ne pouvait pas vivre ailleurs qu'en son sein. C'est donc à Serre-Chevalier, dans les Hautes-Alpes, qu'il installe son centre de soins, dans un

endroit que l'on n'appelle pas sans raison « la vallée aux 300 jours de soleil ». La région est superbe et son air, dit-on, l'un des plus sains de France.
L'intérêt, pour les curistes du centre — toutes générations confondues — est de pouvoir faire du ski en hiver et des randonnées en forêts ou en montagne l'été, dans la journée, et de venir ensuite se faire soigner au centre en début ou en fin d'après-midi.
La première visite permet de faire un tour d'horizon complet et un premier point pour déterminer quelle technique sera la bonne. Ce jeune homme, par exemple, vient pour une douleur tenace à la cheville, consécutive à une entorse vieille de trois mois. Le traitement classique a fait disparaître la douleur, mais le pied est toujours bloqué et légèrement gonflé. Deux séances d'auriculothérapie et une autre de magnétisme suffiront pour que le pied retrouve très vite souplesse et bon fonctionnement.
Chez Jean-François Ridon, on vient en général lorsqu'on souffre de rhumatismes, de migraines, de crises de foie, d'obésité, ou de fatigue tenace. On vient surtout pour se remettre en forme. Ainsi ce commerçant parisien qui ne se sent pas vraiment malade, mais plutôt stressé, angoissé, « vidé ». Il a fini par écouter sa femme qui connaissait déjà l'endroit. « Je ne me suis pas senti aussi bien depuis des années, » me dit-il.
Voici un autre exemple : cette femme de 40 ans souffrait de constipation tenace depuis de longues années. L'usage abusif de laxatifs avait complètement perturbé son transit intestinal. Depuis deux ans, elle a retrouvé son équilibre, grâce à un traitement à base de plantes, choisi d'après son thème astral. Imagination ou réalité ? En tout cas, les faits sont là et ces malades guéris et heureux, je les ai rencontrés.

LES TECHNIQUES DE JEAN-FRANÇOIS RIDON

La bulle d'isolation sensorielle

Cette bulle (que l'on appelle aussi caisson à cause de sa forme et de ses dimensions : 2,50 m de long, 1,20 m de large et 1,20 m de large et 1,20 m de haut) permet à un individu de s'isoler sensoriellement, en supprimant, les stimuli sensoriels qu'il subit en permanence : son, lumière, chaud, froid, pesanteur, etc. Voici ce qui se produit :

Une douche préliminaire vous habitue tout d'abord au contact de l'eau. Vous entrez ensuite dans la bulle par une large porte. Votre corps glisse dans une eau saturée en sulfate de magnésium (c'est-à-dire très salée) et se met à flotter doucement, sans effort, sur ce « lit » d'eau dont il sent à peine la température : le bain se trouve en effet à 35° , température exacte de la peau. Les muscles alors se détendent, vous fermez la porte, vous éteignez la lumière intérieure et vous plongez dans le silence et l'obscurité bienfaisante de la bulle.

Vous êtes en état total d'apesanteur. Or, on sait que 90 % de l'activité de notre système nerveux central vise à nous maintenir debout, à lutter contre la gravité terrestre. Le cerveau doit calculer, seconde après seconde, comment équilibrer les milliers de gestes et les millions de sous-gestes que nous faisons chaque jour, sans même nous en rendre compte. Certains médecins prétendent même que la gravité terrestre est la principale source de nos douleurs et de nos maladies, depuis le mal de dos jusqu'à l'incapacité des cellules vieillissantes à se reproduire. Mais, dès que l'on flotte dans la bulle, pratiquement tous les muscles se relâchent. Cela signifie que l'essentiel des 90 % d'énergie normalement consacrés à la lutte antigravité se retrouvent à notre disposition. Il se passe alors une foule de choses.

La relaxation, de musculaire, devient sensorielle puis, peu à peu, psychique et mentale. Le cerveau est soulagé de toutes les opérations habituelles de réception et de réponse aux stimulations des sens. L'inconscient se libère, permettant un véritable voyage au fond de soi-même. A ce stade, plusieurs options sont possibles :

- Le patient peut choisir d'explorer avec ou sans aide, son moi profond et de s'auto-analyser.
- Il peut aussi se laisser aller à la « dérive » et profiter de ce moment pour se débarrasser de ses tensions, tout en se rechargeant en énergie.
- Il peut enfin chercher, avec l'aide d'un sophrologue, à se conditionner pour atteindre un objectif : perdre du poids, cesser de fumer, améliorer ses performances sportives ou intellectuelles, apprendre le japonais ou le chinois.

La vidéo

Mais Jean-François Ridon va plus loin. On a vu qu'il était possible de se concentrer, au fond de sa bulle, sur la voix d'un sophrologue. Souvent, Jean-François Ridon associe à cette thérapie, une musique choisie, (musicothérapie) ou des couleurs (chromothérapie). Mais à Serre-Chevalier, c'est unique en France, vous pouvez aussi vous concentrer sur un programme vidéo. Ce procédé, Jean-François Ridon l'a largement expérimenté avec Patrice Martin (champion du monde de ski nautique) et avec un certain nombre de skieurs alpins de haut niveau, membres de l'équipe de France (Luc Alphand, par exemple, et Daniel Mougel).

Au cours de la séance, on projette à ces sportifs les images de leur meilleure perfomance et le tracé de la prochaine piste ou circuit. Peu à peu, l'inconscient enregistre le message ce qui permettra ensuite au concurrent d'éliminer, par réflexe, tous les pièges de la course.

J'ai personnellement essayé la bulle : dans mon eau salée, flottant comme une bouée, dans le noir absolu, bercée d'une douce musique, j'ai cru y être restée 10 minutes... Il s'était passé plus d'une heure. Et je peux vous assurer que cette sensation d'apesanteur et de voyage dans le rêve, éliminent effectivement les tensions psychiques et physiques et procurent un bien-être très précieux. Cette thérapie est donc à conseiller aux gens fatigués, stressés, angoissés, mal dans leur peau.

La sympathicothérapie

La sympathicothérapie a une place à part dans l'arsenal thérapeutique de Jean-François Ridon. C'est, en effet, lui qui, avec Michel Bontemps, a redécouvert cette méthode de soins mise en évidence il y a deux siècles par les docteurs Xavier Bichat et Claude Bernard, portée à son apogée, entre les deux guerres, par les docteurs Gillet et Vidal, et oubliée depuis, jusqu'à ce que Jean-François Ridon et Michel Bontemps l'exploitent à nouveau en l'améliorant considérablement. La méthode consiste à chatouiller l'intérieur du nez avec un petit stylet, sorte de tige spiralée en laiton très souple et terminée par une petite boule en argent. Le praticien ne « pique » pas. Il stimule par simples touches nasales. Ces attouchements sont très précis. Ils concernent des points réflexes parfaitement répertoriés, situés sur les trois cornets du nez, et en rapport chacun avec un organe, ou une fonction, précis. Ces multiples terminaisons nerveuses constituent, en quelque sorte, un clavier permettant d'avoir accès au grand ordinateur central et d'en régler le fonctionnement.

Il faut savoir que nos organes internes sont régis par deux maîtres absolus : le système sympathique et le système parasympathique. Le premier a pour mission de stimuler les organes, l'autre d'en freiner le fonctionnement. Ainsi, lorsque l'harmonie est parfaite, tout va bien, mais, lorsque l'un des deux essaie de prendre le pas sur l'autre, rien ne va plus. Si c'est le système sympathique qui prend le dessus, l'organisme s'emballe, tout va trop vite, les organes se congestionnent avec, pour conséquences, les migraines, les crises de foie, l'hypertension, l'angoisse, l'insomnie, la cellulite.

Si c'est, au contraire, le système parasympathique qui impose sa loi tout tourne au ralenti. Le foie, les intestins, les reins somnolent. Vous devenez dépressif, irritable. Vous souffrez de constipation, de rhumatismes.

Le rôle de la sympathicothérapie est donc de rétablir la paix et l'équilibre entre ces deux systèmes.

Mais ce n'est pas tout. Jean-François Ridon et Michel Bontemps ont contribué, par leurs recherches, à améliorer la méthode grâce à l'utilisation des huiles essentielles de plantes. Ces produits, qui sont des substances naturelles, ont surtout l'avantage de provoquer une réaction beaucoup plus forte de la muqueuse, et d'avoir une action thérapeutique particulière. Le romarin, par exemple, est utilisé pour les artérites, la sauge pour les problèmes endocriniens, l'ylang-ylang pour les hypertensions et les impuissances, le thym pour les problèmes digestifs ou encore l'estragon pour les allergies.

Cette méthode agit très vite sur certaines maladies rebelles aux autres traitements : sinusite, migraine, vertige, fatigue générale, stress... Et je sais, pour avoir tenté l'expérience, qu'elle procure une sensation de soulagement immédiat (grâce en partie à une bonne série d'éternuements) et qu'elle n'est, finalement, pas si désagréable car, après tout, ces essences de plantes sentent rudement bon !...

L'auriculothérapie

Rapide, indolore et sans effets secondaires nocifs, l'auriculothérapie est une acupuncture de l'oreille. Déjà, dans l'Antiquité, on soignait les troubles sexuels par cautérisation de certains points de l'oreille. Au XVIIe siècle, on aurait, de la même façon, soulagé des rages de dents ; on raconte que les corsaires, au XVIIIe siècle en connaissaient les effets puisqu'ils se mettaient des anneaux au centre du lobule de l'oreille, juste sur un point qui, paraît-il, améliore la vue !
Médecine empirique, l'auriculothérapie ne fut prise au sérieux qu'à partir de 1951. C'est un médecin lyonnais, le Dr Nogier, qui eut l'idée lumineuse de développer la technique précaire d'une guérisseuse de la région. Celle-ci, pour traiter les sciatiques, cautérisait un point précis de l'oreille. Le Dr Nogier y vit une éventuelle localisation de la 5e lombaire. Il imagina l'oreille comme la représentation d'un embryon, tête en bas ; chaque point de cet « embryon auriculaire » correspondant à une partie du corps.
Ce travail, contesté par les scientifiques parce qu'il n'y avait pas d'explication au phénomène, fut un peu oublié. Jusqu'à ce que les... Chinois récupèrent et améliorent cette technique, confirmée aujourd'hui par des millions de résultats ; l'auriculothérapie sert d'ailleurs systématiquement lors des anesthésies acupuncturales, en Chine et ailleurs.
L'auriculothérapie met en jeu, elle aussi, des voies réflexes. Un point de l'oreille est relié, par voie nerveuse, à une région donnée du corps. Une stimulation de ce point dans l'oreille provoque une réaction immédiate au niveau de la zone du corps correspondante.

Voici quelques affections pour lesquelles l'auriculothérapie fait merveille :

- **Rhumatismes** : pour cette affection, les médicaments

utilisés à long terme, peuvent être de moins en moins efficaces. L'auriculothérapie offre alors l'avantage de ne pas présenter de phénomène d'accoutumance et de pouvoir soulager rapidement les douleurs.

• **Lombalgies chroniques** : là aussi, si vous faites appel à l'auriculothérapie, vous n'aurez plus besoin de médicaments (anti-inflammatoires ou antalgiques), votre organisme sera donc moins chargé de toxines.

• **Lumbago aigu** : contrairement à la médecine classique qui ne dispose pas de traitement d'urgence pour un tel cas, l'auricoluthérapie obtient des résultats rapides et spectaculaires ; ainsi que pour les tendinites, l'arthrose cervicale (cervicarthrose) la périarthrite, les douleurs des genoux.

• On obtient également de bons résultats pour les **affections nerveuses** : trac, insomnie, angoisses, allergies.

Elle est très utilisée aussi pour soigner les maladies gynécologiques, les déficiences sexuelles (frigidité, impuissance), l'obésité, et bien sûr, pour lutter contre le tabagisme (56 % de résultats positifs).

L'auriculothérapie pourrait devenir un traitement préventif de nombreuses affections, et notamment de ces fatigues qui préparent le terrain pour la grippe ou l'angine. Elle peut également vous aider à vous remettre en forme, à préparer un entraînement en vue d'un effort physique particulier, à maintenir votre corps en bonne santé, comme le ferait une cure.

Associée à d'autres thérapeutiques, elle est devenue un allié précieux pour ceux qui pratiquent les médecines douces, Jean-François Ridon en est un adepte convaincu et... convaincant !

Le massage réflexe

Le circuit nerveux du corps humain fonctionne, schématiquement, un peu comme une installation électrique. Ainsi, lorsque se produit un « court-circuit », par exemple un coup au tibia, il est ressenti sur tout le « réseau ». En une fraction de seconde, la douleur est perçue localement, transmise et enregistrée par le cerveau ; mais, par l'intermédiaire du réseau nerveux, la même information est enregistrée en différents points du corps. On s'aperçoit donc que les différentes zones du corps sont interdépendantes, comme à bord du même bateau. C'est sur ce principe qu'est fondée l'acupuncture.

Depuis des millénaires, les Chinois savent bien qu'en stimulant certains points sur le corps, on provoque une réaction sur d'autres. Mais l'acupuncture est affaire de spécialistes, et il est très dangereux de l'utiliser sans une formation rigoureuse.

Il existe une autre méthode pour canaliser au mieux son propre influx nerveux et se protéger de la douleur : la méthode des massages réflexes.

Lorsqu'un organe est atteint, la perturbation provoquée se répercute dans l'organisme, par les trajets nerveux ; mais, parallèlement, une douleur apparaît au niveau de la peau et d'une zone appelée « zone réflexe ». C'est donc en massant cette « zone réflexe » qu'on provoque, par réaction du circuit nerveux, une stimulation de l'organe déficient et une cessation de la douleur. De nombreux médecins et kinésithérapeutes signalent cette méthode à leurs patients pour lutter immédiatement contre certains petits maux provoqués par des affections bénignes, la constipation, par exemple.

Ainsi, pour lutter contre une déficience du transit intestinal, il suffit de masser un point situé entre le pouce et l'index sur la paume de la main. Ce point appelé « sam-tsienn » en chinois, est douloureux en cas de constipation, donc aisément repérable. Massez-le avec le pouce de la main opposée, en

tournant dans le sens contraire des aiguilles d'une montre. Effectuez ce massage sur les deux mains durant dix bonnes minutes.
Autre exemple : lors d'une migraine douloureuse, recherchez avec votre pouce les points du visage et de votre crâne les plus sensibles. Vous les trouverez à la base et au sommet du crâne, à la racine de chaque sourcil et sous les yeux. Massez ces zones douloureuses l'une après l'autre, avec l'extrémité du pouce, en effectuant un petit mouvement circulaire dans le sens inverse des aiguilles d'une montre, durant deux à trois minutes par point.
Ces « zones réflexes » sont maintenant connues et répertoriées ; les thérapeutes disposent donc d'une technique précise, permettant de soigner certaines maladies sans médicaments. Pour les affections graves, mieux vaut, bien sûr, s'en remettre à un praticien de votre choix. Mais pour les affections courantes : migraine, entorse, rhume, on peut tout à fait « s'autotraiter », et se prendre en charge soi-même...
Jean-François Ridon a consacré de longs travaux de recherche à ce domaine et il le connaît assez bien aujourd'hui pour le transmettre à ses patients.

AVANCER AVEC LE PROGRES

Bien sûr, toutes ces thérapies sont la base du traitement de Jean-François Ridon et ses meilleures « alliées » pour obtenir des résultats satisfaisants. Mais, au-delà des symptômes visibles, c'est surtout la notion de terrain qui est importante pour lui car c'est le terrain de chacun qui va déterminer la thérapie la mieux adaptée, et permettre surtout, outre la guérison, une très large prévention. En fait, plutôt que de soigner une affection précise le but de Jean-François est de donner au corps les moyens de se débrouiller tout seul. Car, il

pense qu'un guérisseur est celui qui peut offrir au patient les moyens de combattre, non pas une maladie mais un ensemble de déséquilibres passagers. Son propos est de donner une impulsion énergétique au corps (physique et psychique) et, pour y arriver, il doit mettre en œuvre tout ce dont il dispose.
« Le guérisseur, précise Jean-François Ridon, ne doit pas être un spécialiste attaché à une méthode. Il doit faire la synthèse de toutes les techniques dont il dispose et devenir lui-même le catalyseur d'une certaine énergie qu'il devra ensuite restituer, sous la forme la mieux adaptée, à son patient. »
On voit donc que, dans son esprit, le guérisseur doit évoluer en même temps que son époque. Il doit savoir se remettre en question et s'adapter aux techniques de pointe. La preuve : la dernière de ses installations, et non la moindre : le laser à infrarouges particulièrement efficace pour tous les problèmes inflammatoires (sciatique, douleurs cervicales ou entorses). Le laser médical et paramédical est, en effet, en pleine expansion actuellement.
Le laser permet notamment au corps de réagir lui-même pour se défendre. C'est une forme de stimulation de l'immunité corporelle.
Cette notion d'immunité est d'ailleurs tout à fait intéressante. Elle est à l'étude, en ce moment même, dans le monde médical le plus officiel qui redécouvre, qu'en fait, chacun de nous réagit en fonction de son tempérament propre, de ses points faibles et surtout de son psychisme.
« Une personne stressée, affirme Jean-François, verra une affection bénigne (rhume, indigestion, migraine) prendre des proportions énormes alors qu'un gros problème, sur quelqu'un de nerveusement équilibré, va évoluer de façon positive. »
Chez Jean-François Ridon, le laser est très demandé pour toutes les petites et grosses douleurs provoquées par le froid (les gelures par exemple) ou les chutes à ski : les résultats sont étonnants.

Mais à côté du laser, il dispose aussi d'un autre appareil de pointe : l'ordinateur. L'ordinateur est devenu pour lui un collaborateur privilégié et un élément fondamental pour ses recherches. Pour chaque patient, il établit une fiche comportant son bilan personnel : ses forces, ses faiblesses. Cette méthode est idéale pour suivre l'évolution de chacun. Mais l'intérêt est aussi de répertorier facilement des données et des résultats.

« Sur dix ou vingt formulaires, on ne peut rien dire, explique-t-il. Sur six mille fiches, on peut déjà trouver des constantes, des points communs et faire des statistiques. A l'heure actuelle, notre but, c'est de faire un programme de statistiques portant sur les pathologies, en fonction du signe, du lieu de résidence du patient, de son sexe, de sa catégorie socioprofessionnelle... Nous essayons de trouver des recoupements sur une dizaine de paramètres. De cette façon, nous voulons arriver à déterminer par avance, les problèmes qui peuvent survenir à telle ou telle période. Avertis, les patients pourront ainsi prévenir plutôt que guérir. Cette notion n'est pas encore bien comprise en France ; elle est pourtant très intéressante et nous ne sommes plus là dans le domaine de l'hypothétique. Le matériau d'études existe bel et bien. »

Comme on le voit, ce guérisseur moderne n'en finit pas de suivre le progrès, de le dépasser parfois.

A Serre-Chevalier, j'ai rencontré un homme enthousiaste et passionné et surtout des malades... heureux.

Lazare Toupin

Guérisseur traditionnel

Maël-Carhaix, mercredi 5 mars 1986, 15 heures… Une scène étrange se déroule dans l'une des grosses fermes de ce tout petit village breton, à quelques kilomètres de Guingamp, dans les Côtes-du-Nord. Un homme est assis sur une chaise, au centre d'une pièce sommairement meublée : une table, deux chaises et une bibliothèque quasiment vide. Il est jeune, couvert d'eczéma et immobile. Un autre homme, beaucoup plus âgé, tourne lentement autour de lui, une vieille montre de grand-père à la main… Non loin de ces deux personnages, sur la table, se trouve une plante verte apparemment mal en point : elle est là pour recevoir la maladie du visiteur, par la force des prières et des secrets que détient Lazare Toupin, le guérisseur.

Avec Lazare Toupin, nous entrons de plain-pied dans un monde totalement irrationnel, où aucune théorie ne vient expliquer ce qui *est* : la guérison à l'aide de « formules

magiques », transmises du fond des âges, par des initiés à des élus choisis par eux sur des signes impalpables... Et sur cette terre bretonne, toute chargée de légendes et de mystères, la transmission de ces secrets, par voie orale, est toujours vivante, comme une longue chaîne infinie. Lazare Toupin est l'un des maillons de cette chaîne, choisi un jour sans que rien ne l'y prépare, sinon, bien sûr, sa Bretagne natale.
Avec un prénom pareil d'ailleurs, Lazare, cet homme de 74 ans, aux cheveux blancs et à l'allure de jeune homme, ne pouvait pas avoir un autre destin...
« Lazare, lève-toi et marche » dit un jour Jésus à un autre Lazare, en le ramenant du royaume des morts. Cela fut-il, deux mille ans plus tard, le premier signe M. Toupin ?
« Peut-être bien », plaisante alors le vieil homme avec un inimitable accent rocailleux et une vraie difficulté à trouver le mot français juste. Car Lazare Toupin s'exprime surtout en breton, donnant l'impression, lorsqu'il parle français, d'utiliser une langue étrangère. C'est d'ailleurs sa femme, toujours à ses côtés, qui traduit la pensée de Lazare, homme simple, imprégné d'une culture ancestrale et qui porte en lui un savoir que l'on ne voudrait pas voir disparaître.

Sa force vitale : sa terre

Fils, petit-fils et arrière-petit-fils d'agriculteurs, Lazare Toupin voit le jour, il y a trois quarts de siècle, à Maël-Carhaix, en plein pays breton. Il grandit dans ce contexte où tous les gens de la terre savent soigner les animaux sans l'aide du vétérinaire. Son premier souvenir remonte à l'âge de cinq ans, le jour où l'une des juments de la ferme tombe gravement malade d'une occlusion intestinale. C'est un cousin, charron de son état, qui va régler le problème : une heure en tête-à-tête avec l'animal dans l'écurie, un hennissement joyeux et le tour sera joué.

Cette occlusion intestinale, il « suffisait de la faire passer » ! Comment ? « Ah ça ! c'est le secret »... Rien à faire pour obtenir plus d'explications. Lazare lui-même, sans doute, ne cherche pas à comprendre : les évidences, cela ne s'explique pas, et peu importe que l'esprit rationnel de notre époque en soit heurté.

Quelques semaines après la guérison de la jument, c'est le petit Lazare qui, à son tour, tombe malade : une mauvaise dartre consécutive à de l'acné. C'est son père qui va le soigner avec les mots dont il a le secret.

L'enfant, impressionné par cette « magie », n'oubliera jamais. Et la vie continue, partagée entre le travail de la ferme, où chacun, petit et grand, « met la main à la pâte », et l'école où Lazare apprend à lire, écrire et compter.

Il doit avoir douze ans lorsque Francine, l'une de ses sœurs, est hospitalisée. Quand elle revient à la maison, quelques mois plus tard, elle n'est plus la même. Elle semble, à son tour, détenir des secrets : elle prédit l'avenir, lit dans les lignes de la main, tire les cartes. Bref, elle fascine son jeune frère, mais ne lui révèle pas comment elle a appris tout cela. Pourtant, un matin, contre toute attente, elle désigne Lazare, l'enfant le plus jeune de la maison :

« Toi, je vais t'apprendre », lui dit-elle.

Ce sera la première initiation... le premier contact avec ces mystères qui le troublent depuis qu'il est tout petit. Pourtant, à ce moment-là, rien de concret, rien de technique ne retient vraiment l'attention de l'adolescent, car sa sœur lui *parle* de ces « choses » plus qu'elle ne l'initie.

A 14 ans, Lazare Toupin passe son certificat d'études puis il travaille une dizaine d'années dans l'exploitation familiale. En 1936, il quitte la ferme et s'installe en ville, comme employé au service de la voirie de la SNCF. Et durant onze années, le temps d'un mariage rapide et d'un veuvage précoce, il va vivre ainsi, coupé de ses racines et de ce qui fait sa force vitale, *sa terre*...

La résurrection de Lazare

1946 marque une étape importante dans la vie de Lazare Toupin. Cette année-là, en effet, il fait la connaissance d'une jeune agricultrice, exilée involontaire comme lui, en ville. C'est le coup de foudre, le mariage et la décision commune de retourner « aux champs ». Lazare est ressuscité, régénéré par ce nouveau contact avec la nature et, à partir de ce moment, les rencontres capitales vont se succéder, lui donner enfin accès « aux secrets ».

C'est d'abord un marin, reconnaissant d'un service rendu, qui lui apprend les secrets du pendule et l'art de trouver, non seulement des sources, mais encore la profondeur de l'eau et l'importance du débit. Lazare a le don, il devient sourcier...

C'est ensuite une lavandière qui lui transmet les secrets pour soigner les verrues et les occlusions intestinales.

A cette époque, Lazare Toupin est encore agriculteur. Mais, à l'occasion, il soigne ses bêtes ou l'un de ses trois enfants lors d'affections bénignes. Et puis, il apprécie cette très vieille laveuse qui vient chaque semaine faire la lessive de la ferme. Elle n'est pas instruite, ne parle que le breton mais elle *sait* « faire passer » les verrues et les maux de ventre. Ce secret, elle décide un jour de le transmettre à Lazare. Sur quoi se fonde-t-elle pour choisir cet homme plutôt qu'un autre ? Impossible à savoir ; cela fait partie des mystères de l'initiation. Un signe peut-être, une lueur dans le regard, un rayonnement intérieur, qui sait ? Toujours est-il que, des mois durant, la lavandière va transmettre son savoir à l'agriculteur et celui-ci mettra, chaque fois qu'il en aura l'occasion, ses connaissances en pratique.

1963 : nouvelle rencontre, nouvelle étape pour Lazare... Cette année-là, notre homme, âgé de 51 ans, attrape un zona (une désagréable maladie de la peau semblable à l'herpès mais d'origine virale). Il souffre terriblement et court, en vain, tous les médecins de la région lorsqu'un jour des voisins lui

recommandent une vieille guérisseuse spécialiste des problèmes de la peau. Le traitement va durer un mois, à raison de trois séances par semaine. Il en sortira guéri et... choisi. La vieille guérisseuse a-t-elle entrevu de nouveau un signe ? Quoi qu'il en soit c'est elle qui retient son patient au dernier jour de sa visite : « Reviens me voir, toi, je vais t'apprendre ».
L'enseignement dure huit ans, huit années durant lesquelles la vieille femme parle en breton, pendant que Lazare écoute, enregistre. Elle lui livre tous les secrets pour guérir le zona et d'une façon générale toutes les affections de la peau. Et il promet le silence absolu sur tout ce qu'il entend. Ce domaine est ouvert aux seuls initiés et il n'a pas le droit de trahir. Il a été choisi comme la vieille dame l'avait été par sa grand-mère et la lavandière par une gardienne de vache du siècle dernier. La chaîne continue, le savoir se perpétue... Jusqu'à quand ? Depuis peu, Lazare Toupin, à son tour, a *choisi.* « Un petit gars de Lorient » très instruit et qui parle bien le breton, ce qui est essentiel. Comment l'a-t-il choisi ? Le signe, bien sûr...

LES TECHNIQUES DE LAZARE

Il est difficile de dire abruptement, sans autre explication, que la technique de Lazare Toupin réside dans des formules qui lui ont été transmises... Mais allez donc faire parler un Breton qui a décidé de n'en pas dire plus. Il est déjà heureux qu'il accepte qu'un visiteur assiste à ses séances. Elles sont immuables dans leur rite ; seuls les mots changent en fonction de la maladie. En voici la description.
Le malade entre dans une pièce de la ferme : une sorte de bureau avec une table, deux chaises et une bibliothèque. Le guérisseur le fait asseoir sur l'une des chaises puis il prend son pendule, la vieille montre de son grand-père. Le silence dans

la pièce doit être absolu pendant que, sans parler, il regarde l'objet se mettre en mouvement. Alors, très concentré, il se met à tourner lentement autour de son malade, à neuf reprises et de gauche à droite, « dans le sens contraire de la course du Soleil ». Pendant ce temps, sur la table, une plante verte semble se dessécher à vue d'œil. Est-ce un effet d'optique ? « Cette plante n'est pas là par hasard, explique Lazare. C'est sur elle que je jette la maladie. Cela peut être une plante, une fougère, parfois même un arbre... »

En fait, chez Lazare, nous sommes en plein XIXe siècle. Il n'y a ni ordinateur, ni appareil compliqué, ni même d'instrument particulier. Il ne connaît pas non plus les soins par les plantes. Sa seule thérapie : les mots et l'art de les utiliser à bon escient, avec son pendule. « Je me sers de la montre pour voir où mon visiteur a mal. Ensuite, je tourne autour de lui, dans le sens contraire du Soleil en disant, à chacun des neuf tours, des paroles en breton. Le malade, lui, n'entend rien car c'est un discours intérieur. Puis au bout de neuf tours, je jette la maladie sur la plante. Durant tout le traitement, ce sera la même plante. A la fin, elle devra être « crevée » et le malade guéri ».

Je vous l'ai dit, c'est totalement irrationnel, mais les faits sont là.

Impossible d'en savoir plus. Mais que fait-il ?

« Je mets la maladie ailleurs.

— Comment ?

— Avec les mots qui disent à la maladie de partir. Des mots bretons.

— Mais quels mots ?

— Ça c'est *le* secret. Ils ne peuvent être répétés, sauf à celui qui a été choisi pour apprendre... »

Je n'en saurai jamais plus que les neuf tours, les paroles en breton et le transfert de la maladie sur une plante. Et je n'ai pu obtenir que cette seule confidence : « C'est comme si j'avais eu le secret en moi depuis ma naissance... »

DES CAS DE GUERISON

Comme pour tous les guérisseurs présents dans ce livre, il est très difficile ici de ne donner seulement que quelques exemples concrets de guérison, tant la réputation de Lazare Toupin est grande, et nombreux les témoignages de reconnaissance. Sa grande fierté pourtant a été d'avoir pu convaincre ses propres enfants... moins perméables aux traditions ancestrales que ne l'étaient leurs parents.

Les mycoses de la petite fille

Professeur de gymnastique à la ville, le fils de Lazare Toupin ne veut pas entendre parler du don de son père. Le surnaturel et l'inexplicable ne l'intéressent pas. Quand il est malade, il va chez le médecin, un point c'est tout. Un jour pourtant, sa fille de 14 ans se retrouve couverte de mycoses. Sa peau était recouverte de petites taches noires, sorte de champignons microscopiques, impossibles à faire disparaître. Toutes les pommades, tous les traitements sont essayés : en vain. Alors, un beau jour de vacances, le grand-père décide de « faire le nécessaire ». Sa petite fille est aujourd'hui guérie et son fils croit maintenant en lui... Je l'ai rencontré, c'est l'un de ses plus fidèles admirateurs.

La bosse du gendre

Comme son frère, la fille de Lazare ne croyait pas outre mesure aux secrets détenus par son père. Or, depuis toujours son mari souffrait d'une très grosse verrue qu'il avait dans le dos. Lui aussi cherchait sa guérison à travers les chemins classiques de la médecine, sans succès. Alors un jour, il demande à son beau-père de faire quelque chose : en trois jours, la verrue est partie, détachée comme un fruit sec de la peau. Aujourd'hui, le gendre de Lazare est l'un de ses plus ardents défenseurs.

Des champignons dans la bouche

Lazare Toupin est un jour alerté par une infirmière de la région. L'un de ses malades a la bouche envahie de champignons. Il ne peut plus du tout s'alimenter. On le nourrit à coups de piqûres pour le soutenir physiquement, mais les médecins s'avouent incapables de le soigner. Lazare, selon son expression, « fait le nécessaire ». Le lendemain, le malade peut avaler. Et, deux jours plus tard, manger normalement. Le troisième jour, il est totalement guéri.

L'eczéma du bébé

Un vacancier parisien, directeur de société, vient un jour trouver Lazare. Son fils, un bébé de 20 mois, souffre d'un eczéma inguérissable. C'est sa femme qui a insisté pour qu'ils viennent consulter le guérisseur. Elle est bretonne et connaît sa réputation dans la région. Le mari, lui, ne croit guère à tout cela mais il accepte pour faire plaisir à sa femme. Comme à son habitude Lazare « fait le nécessaire » et guérit totalement l'enfant. Ces vacanciers parisiens sont, depuis, devenus des amis fidèles du guérisseur, des patients également convaincus... « La chose paraît incompréhensible, m'ont-ils avoué, mais les faits sont là : Lazare *chasse* vraiment la maladie. »

L'oreille malade du voisin

Il y a quelques mois, l'un de ses voisins vient trouver Lazare. Il souffre d'un eczéma persistant dans l'oreille et il se fait traiter, en vain, à l'hôpital où sa femme est infirmière. Avec sa montre-pendule Lazare diagnostique un zona. Quelques séances suffisent pour le tirer d'affaire.

L'herpès de la femme du docteur

Un jour, c'est la femme d'un médecin voisin qui vient consulter Lazare. Elle souffre d'herpès sur le visage, les mains, les jambes. Elle est très affectée psychologiquement car personne ne peut rien contre cette maladie qui dure chez elle depuis de longs mois. Elle a consulté des médecins, des professeurs en Bretagne et à Paris. Elle a essayé de nombreux traitements. Elle vit en recluse chez elle, n'osant plus sortir, se montrer dans la rue. Alors, en désespoir de cause, elle vient un jour tenter la méthode du guérisseur. Trois semaines plus tard, elle sera complètement guérie.

Aujourd'hui, Lazare Toupin est respecté par de nombreux médecins de la région qui lui envoient des patients atteints de graves maladies de peau. Mais il compte également de nombreux prêtres parmi ses amis... sinon ses patients.

LES VERTUS DE LA PRIERE

Un vieux dicton populaire affirme « il n'y a que la foi qui sauve ». Voilà peut-être une vérité qui vaut un début d'explication.
Pendant des milliers d'années, sorciers, chamans et guérisseurs ont pratiqué la guérison magique en mêlant potions et prières, et, la médecine a longtemps partagé cette croyance. Elle connaissait la force des pouvoirs de l'esprit sur le corps. Hippocrate, médecin grec, (460 avait J.-C.) estimait que « les maux que le corps endure, l'âme sait les voir les yeux fermés ». Les médecins du Moyen Age soignaient également le corps à coups de remèdes et de fragments de théologie... Cette situation perdure jusqu'à la seconde moitié du XIXe siècle. A cette époque, les travaux de Lister et de Pasteur attribuent aux microbes l'origine des maladies humaines. Les causes des maladies, dit-on alors, ne peuvent plus être que physiques. Il faudra attendre la naissance de la psychanalyse pour que l'on rétablisse la relation entre l'esprit et le corps et que l'on découvre les maladies psychosomatiques (du grec psychê : l'âme, et soma : le corps). Autrement dit, pour schématiser, le malheur peut rendre malade et le bonheur maintenir en bonne santé... si, bien sûr, aucun microbe ne sévit dans le secteur. La médecine admet donc aujourd'hui, très officiellement, l'efficacité de certains traitements placebo (remèdes totalement neutres). Pourquoi ne pas admettre que la prière puisse avoir le même résultat, sur l'inconscient d'un malade d'abord, et son état physique ensuite ?
Il existe actuellement aux États-Unis une véritable prolifération de groupes et de cercles qui pratiquent la guérison, directe ou indirecte, par la prière. Pour donner un seul exemple, les ateliers de guérison de la *Spiritual Frontiers Fellowship* (les SFF), fondés en 1956 pour encourager les échanges de vue entre l'Église et la parapsychologie, dispen-

sent aujourd'hui des cours organisés par des scientifiques, des médecins, des psychiatres et des chercheurs venus des horizons et des pays les plus divers. En Angleterre également, de plus en plus d'églises organisent des services réguliers de soins par la prière et la *World Healing Crusade* (croisade mondiale pour la santé), dont le siège se trouve à Blackpool, dispose de relais dans plus d'une centaine de pays. Cette association, qui s'appuie essentiellement sur les pouvoirs de la prière, travaille aussi en collaboration avec de nombreux chercheurs. Notons ces quelques chiffres donnés par la SFF il y a quelques années : sur le nombre de patients qui lui sont confiés et n'ont pu être soignés par la médecine classique, 85 % présentent une amélioration notable (dont 1 % par guérison immédiate, et 25 % par rétablissement progressif), le reste confirme les verdicts médicaux. Mais la SFF précise que, dans tous les cas, le traitement médical complète le traitement spirituel. Tout cela n'a, en fait, rien d'étonnant car, la plupart du temps, les maladies guéries par la prière ont toutes une origine psychosomatique. Ce sont par exemple les fibromes, les cas d'hyper thyroïdisme, les ulcères à l'estomac (dont on connaît aujourd'hui l'origine psychique), l'asthme et toutes les affections cutanées telles l'urticaire, les verrues ou l'eczéma.

Signalons enfin, pour terminer, ce texte* du début du siècle. « Les prières n'ont de vertus réelles que lorsqu'elles sont dites avec foi et par le guérisseur et par la personne qui veut guérir. Il s'établit alors un courant d'une puissance extrême qui opère à coup sûr sur l'effet demandé »...

Alors la prière effet placebo ? Pourquoi pas ?

* (*Grands Secrets merveilleux pour aider à la guérison de toutes les maladies physiques et morales*, par l'abbé Julio, 1907).

Un homme de bien

Détenteur du secret des mots, « désenvoûteur » à l'occasion, (Lazare Toupin avoue volontiers délivrer des malades dépressifs victimes de jeteurs de sorts, nombreux dans la région, et le faire de la même façon, par la prière) ce vieux Breton nous prend sous son charme. Sympathique, malicieux, il passe dans toute la région, que l'on croie ou non à ses pouvoirs, pour un homme de bien. Pas riche (en dehors de son petit lopin de terre, son potager et sa basse-cour, il n'a pas de fortune), il ne recherche que le bien d'autrui. Pour le payer, c'est simple : « L'un donne une bouteille de vin, l'autre un poulet, un autre rien parce qu'il n'a rien... Mais peut-on laisser à la porte un homme malade sous prétexte qu'il n'a pas d'argent ? Ce serait comme l'abandon d'un blessé sur la route... »

Que l'on croie ou non aux vertus de la prière, Lazare Toupin ne peut pas laisser indifférent et je suis convaincue qu'il est urgent de consigner, par écrit, la mémoire de ces derniers « sorciers-guérisseurs », comme l'ont fait les chercheurs français qui ont répertorié les secrets d'un grand nombre de sorciers africains et cela pour le plus grand bonheur de la recherche scientifique. Car, comme l'a dit le grand philosophe africain Amadou Hampaté Bâ « quand un sorcier meurt, c'est une bibliothèque qui brûle »...

QUELQUES EXEMPLES DE « PRIERES THERAPEUTIQUES »

Ce phénomène de « guérison par la prière » reste toujours très fort dans nos campagnes. Chaque région possède encore, d'ailleurs, dans son patois local, son comptant de formules adaptées aux affections les plus diverses et les plus courantes. Elles font aujourd'hui partie de notre héritage culturel. A titre de curiosité, en voici quelques exemples extraits du livre que Georges Vergnes a consacré à cette « Médecine venue du fond des âges » (éditions Robert Laffont). Pour savoir si « elles marchent », il n'est pas interdit d'essayer... avant d'aller consulter votre médecin habituel si le mal persiste. Simple question de bon sens...

Angine

Dire, trois fois matin et soir, en faisant le signe de croix au commencement et à la fin :

> « Maux de cou, la grippe, le croup, l'enflammation, j'te découpe, j'te conjure et je t'excommunie comme le sont tous les païens. Tu fondras, tu sécheras ou tu creveras dans la bouche de cet homme (ou de cette femme) comme la rosée a fondu devant le soleil de Saint-Jean. » (Morvan)

Brûlures

Vous pouvez soit faire avec le pouce un signe de croix sur le mal en disant :

> « Aïgo n'a par sèt, Fioc n'as par frèt, Pan n'as pas talen Fioc baïten. » (Eau tu n'as pas soif, Feu tu n'as pas froid, Pain tu n'as pas faim, Feu va-t-en. Tarn)

On encore, à la limite de la partie brûlée, aux quatre coins disposés en croix, tracer avec le pouce trois signes de croix, puis répéter trois fois :

« A notte di natale nasci Cristu
A Vergine Maria ne vege cura
Che sta carne cotta torni crua. »
(La nuit de Noël naquit le Christ/ La Vierge Marie en prit soin/Que cette chair cuite redevienne crue. Corse)

Vous pouvez aussi enduire la partie brûlée de confiture de groseille et dire :

« Feu de l'enfer, perds ta chaleur,
Comme Judas perdit ses couleurs
En trahissant Notre-Seigneur Jésus-Christ
Dans le jardin des oliviers. »
Et, tout en soufflant sur la brûlure, ébaucher un signe de croix avec la tête (Rouergue).

Cors aux pieds

Frapper le tronc d'un pin avec le pied droit tout en disant :

« Pin, pin,
Garis mé moun agassin. »
(Pin, pin, guéris-moi mon durillon. Gard)

Contusions

A un enfant qui s'est fait mal, il faut dire :

« Peto de cabro
Peto de cabri
Demain matin sera tout gari. »
(Crotte de chèvre/Crotte de chevreau/Demain matin tout sera guéri. Var.)

Coupure

Prendre une pincée de terre et, à trois reprises, faire le signe de la croix en disant :

« Terre me nourrit
Terre me guérit
Terre me pourrit. » (Var)

Dent (mal de)

Réciter :

« Sainte Apolline était à la porte de Jérusalem.
Notre Seigneur vint à passer et lui dit :
— Que fais-tu là ?
— J'y suis pour Notre Seigneur et mon mal de dent.
— Si c'est une goutte de sang, elle tombera.
Si c'est un ver, il périra.
Au nom du Père et du Fils et du Saint-Esprit ! Amen. »
(Lorraine)

Eczéma

Fixer le mal avec l'index et les yeux en disant :

« Artres, brian, briantos, briantous,
Baïten qué Diou bo té coumando. » (Dartres, eczéma, « briantes », petits « brians », va-t'en car Dieu te le commande. Tarn)

Entorses

Mouiller le pouce avec de la salive et faire des signes de croix sur le mal en disant :

« Qué lou Bon Dieù te fague noù ! » (Bouches-du-Rhône)

Dire aussi :

« Je te gougne
Je te rengougne
Je t'entorchis
Y te détorchis.
Fône levez vous et partez d'iki,
Vous êtes guarie. » (Morvan)

Fièvre

On peut soit, pendant trois jours consécutifs, avaler un billet sur lequel on aura écrit : « Agla, Ganraze Eglatus, Egla » (formule magique).

Soit porter sur soi ces mots : « Abracadabra, Agla, Ganraze, Eglatus, Egla. »

Insomnie
Porter au cou ces mots :
« Jhesus. Jasset. Me fessiat. » (Midi-Pyrénées.)

Migraine
Dire trois fois :
« Eant, ter
Inter, superter
Anteter
C'est tous mes désirs de guérison. »
Puis faire trois signes de croix sur le front (Tarn).

Orgelet
Avec le pouce, dessiner trois fois autour de l'œil un rond non fermé en disant :
« Ardiol, ardiol
Baïten sé Diou lou bol. »
(Orgelet, orgelet/Va-t-en si Dieu le veut. Tarn)

Verrue
Frotter la verrue avec un os qu'on a trouvé sans le chercher et dire :
« Berrugo, beïrats
Baïten ount bouldrats ! »
(Verrue tu verras/Va-t-en où tu voudras !)
Puis brûler l'os (Tarn)

Ou encore, quand la lune est pleine, s'agenouiller à un

carrefour à l'endroit le plus éclairé et dire trois fois en passant le pouce sur chacune des verrues :

« Salud loar gan
Kass ar re-man
Gan-ez ac'han ! »
(Salut pleine lune/Emporte celle-ci/Avec toi loin d'ici ! Bretagne.)

Ver solitaire

Boire du sirop d'absinthe avec de la poudre d'écorce de roncier. Faire trois pas en avant en disant :

« Si tu ne pars pas par devant... »

Puis trois pas en arrière en poursuivant :

« Pars par derrière ! »
A faire trois fois (Jura Suisse).

Lucien Vaimber

Chiropracteur

29 décembre 1960 : l'Olympia. La salle est pleine, tendue, nerveuse. Les plus hautes personnalités de l'État sont là, mêlées au « tout-Paris », et aux plus grands noms de la presse. C'est que ce soir l'événement est d'importance : Edith Piaf fait sa rentrée.

Pourtant, moins d'un an auparavant, c'était cette fameuse tournée-suicide où la grande Piaf, sans voix, sans mémoire, sans force, avait trébuché, de Maubeuge à Béthune, d'Evreux à Dreux sous les yeux d'un public toujours subjugué et de journalistes guettant chaque jour sa mort sur la scène.

Ce soir-là, bien peu croient au miracle. Edith est malade, très malade, elle ne pourra jamais tenir…

Et pourtant le rideau s'ouvre, l'orchestre attaque, le public est debout, électrisé par cette silhouette noire, chétive, livide. Et puis, c'est le silence, et la voix, bouleversante, prend possession des lieux. Piaf est redevenue la grande Piaf. Les titres défilent, *Les Flonflons du bal, Non, je ne regrette rien* et puis un troisième, tout nouveau, *Mon vieux Lucien*. Ce titre c'est le cadeau qu'elle offre à l'homme qui l'a sauvée et qu'elle remerciera quelques jours plus tard, publiquement, sur les antennes d'*Europe 1* : son vieux Lucien, son vieux copain : Lucien Vaimber.

Pourtant si la liste des « miraculés » célèbres de Lucien Vaimber est longue (elle va de Francis Pélissier à Elvire Popesco en passant par Amarande, Sacha Distel, Raymond Souplex, André Verchuren, Jean Richard et bien d'autres), ce chiropracteur hors pair est un modeste. Bavard impénitent, il ne sait pas parler de lui, mais vous fascine lorsqu'il vous raconte « ses » malades et « ses » victoires sur la maladie. Riche, il l'est, mais certainement plus de sensibilité et de cœur que d'argent comptant. Ses consultations coûtent moins cher qu'une visite chez un spécialiste, et il lui arrive d'oublier de faire payer, lorsqu'en face de lui il sent une vraie détresse. Alors sa salle d'attente, dans un vieux pavillon de Vitry, ne désemplit pas, chaque jour de la semaine de 7 heures du matin à 22 heures et parfois 23 heures le soir. Avec, tout de même, une petite heure pour déjeuner, car Lucien a une seule faiblesse, il est très gourmand et adore les pâtisseries.
Pour le reste, cet homme a l'allure d'un brave retraité et n'avoue qu'une passion : son besoin de soulager ceux qui souffrent et viennent chez lui de partout, en France et en Europe, et de tous les milieux pauvres ou riches, sans qu'il ait jamais rien fait pour se faire connaître.

Une vie qui tient du miracle

En réalité, toute la vie de Lucien Vaimber tient du miracle, jalonnée de rencontres et d'amitiés qui vont, peu à peu, lui révéler les multiples possibilités de ses doigts, et l'étendue de son talent. Chance, destin, hasard ? Le seul à ne pas savoir

répondre à cette question, à être toujours étonné de la vie qu'il a eue, c'est encore Lucien Vaimber.
1945 : fin de la guerre. Lucien Vaimber a 17 ans. Cette même année il devient lutteur professionnel. Lucien, à cette époque, n'a rien d'un bagarreur, mais ce métier lui permet d'affirmer une personnalité un peu timide. Il participe régulièrement à des rencontres dans une petite salle parisienne, disparue aujourd'hui, la salle du Central, rue du Faubourg-Saint-Denis. C'est là, qu'un samedi, il se « reçoit » mal au cours d'un combat. La douleur est terrible dans la nuque, dans l'épaule et dans le bras gauche.
Six mois plus tard, le mal a empiré : l'épaule s'est ankilosée, le bras et la main semblent paralysés. Aucun traitement ne fait d'effet : ni la médecine, ni les massages, ni la kinésithérapie. Jusqu'au jour où un ami lui présente M. Georges, un chiropracteur. Lucien ignore jusqu'au nom de cette spécialité mais, en désespoir de cause, il prend rendez-vous et se fait traiter. Bien lui en prend : trois mois plus tard il remonte sur le ring, mais le cœur n'y est plus vraiment. Il veut comprendre pourquoi, et comment, il a été guéri et il supplie M. Georges de le lui apprendre. De ce jour, la vie de Lucien ne sera plus jamais la même. Entre les entraînements et les petits travaux qu'il accepte comme fort des Halles, il étudie l'anatomie sur des livres achetés d'occasion, et travaille « sa » chiropractie, en cachette de tous. Il ne dort pratiquement plus, ne mange plus : il étudie. Pourtant notre jeune sportif se destine encore à une carrière d'entraîneur. Mais le destin va en décider autrement et une nouvelle rencontre va précipiter les événements.

Chiropracteur en herbe

A cette époque, Lucien habite dans un vieil immeuble, rue de Montreuil, à deux pas de la Nation, et, tous les jours, en rentrant chez lui, il croise un peintre en bâtiment qui travaille dans la cour. Les deux hommes se saluent d'abord puis prennent l'habitude de faire un brin de causette. Un jour, le peintre confie à son nouvel ami qu'il souffre, depuis plusieurs mois, du dos.

Les douleurs sont de plus en plus insupportables. Lucien lui explique alors que les lutteurs ont des trucs pour se remettre sur pied et il lui propose de l'aider. Ce que notre chiropracteur en herbe ne lui dit pas, c'est qu'il est « mort de peur » le jour où il essaie pour la première fois sa technique. Le peintre a une vertèbre bloquée. En quelques jours, Lucien le remet sur pied en lui demandant le secret absolu. Peine perdue. Bientôt, tout le quartier est au courant et Lucien est vite débordé.

La seconde rencontre importante pour la carrière de Lucien Vaimber, sera celle du grand champion cycliste Francis Pélissier. Atteint d'un infarctus, celui-ci est couché, moribond. Lucien le tire d'affaire. Pélissier devient son meilleur ami et agent publicitaire. Dès lors, la clientèle de Lucien grandit chaque jour et il décide enfin de s'installer comme praticien. Il n'est encore que chiropracteur. Il lui reste à affiner sa méthode. Une expérience personnelle, douloureuse, va l'y aider.

Un toucher exceptionnel

Bernard, son fils, un enfant handicapé depuis sa naissance et qu'une malencontreuse opération au cerveau a rendu encore plus instable, souffre régulièrement de graves crises d'hémiplégie. Son père l'aide autant qu'il le peut par la chiropractie. Un jour pourtant, le mal empire et l'enfant reste 16 jours dans le coma. Or, il présente au niveau de la vertèbre cervicale, une contracture qui intrigue son père. Lucien n'a jamais osé la réduire car elle est en liaison directe avec le système nerveux. Mais aujourd'hui, il faut choisir : en agissant, il peut tuer son fils, mais s'il n'agit pas, de toute façon, il mourra. Lucien n'hésite pas et, peu à peu, sous ses doigts, la petite boule de muscles et de ligaments se résorbe. Il a gagné. Aujourd'hui Bernard a 38 ans et, s'il n'est pas un homme tout à fait comme les autres, du moins, il vit à peu près normalement. Il n'est pas guéri, mais sauvé.

C'est donc en se penchant, jour après jour, sur son enfant inconscient que Lucien Vaimber a découvert les secrets de la stimulation. Auparavant, il croyait que l'on ne pouvait agir sur le mal qu'en débloquant les nerfs coincés dans les vertèbres. Or, le coma de son fils lui a prouvé que certains dérèglements du système nerveux peuvent provoquer, non plus un déplacement de vertèbres mais une contracture musculaire sur la colonne vertébrale, reflet d'un mal se développant quelque part.

C'est ainsi qu'en réduisant ces contractures par stimulation (c'est-à-dire en remettant en route les défenses naturelles de l'organisme) Lucien Vaimber parvient aujourd'hui à soigner des organes qui ne sont pas forcément directement reliés à la colonne vertébrale. Mais déceler ces contractures n'est pas à la portée de tous. Il faut un toucher exceptionnel pour les sentir. Ce toucher, la nature l'a offert à Lucien à la naissance et il l'a largement développé au cours de ses quarante années de pratique. Pour le conserver, Lucien protège ses doigts le plus possible, évitant les gestes courants du bricolage quotidien...

QUELQUES CAS ETONNANTS DE GUERISON

Il est impossible ici de raconter tous les cas étonnants de guérison obtenus par Lucien Vaimber. En voici quelques uns.

L'infirme qui recommence à marcher

Il y a quatre ans environ, Lucien reçoit un père désespéré. Son fils de seize ans l'accompagne. Il souffre de dégénérescence du cartilage. Déjà, ses hanches ne peuvent plus le supporter. L'adolescent se trouve dans la situation d'un vieillard de quatre-vingts ans qui souffrirait d'une coxarthrose (une arthrose de la hanche). Sa maladie a commencé à l'âge de douze ans. Il éprouvait de plus en plus de difficultés à marcher. Aujourd'hui, l'adolescent ne se déplace qu'avec deux cannes anglaises et en sautillant. Ses deux jambes sont bloquées. C'est le fauteuil roulant qui l'attend à coup sûr car la médecine se déclare impuissante à lutter contre cette maladie : lorsque les cartilages meurent, c'est sans espoir, ils ne se régénèrent pas.
Lutter contre l'impossible, voilà qui plaît à Lucien Vaimber et il accepte de se pencher sur ce cas difficile, mais sans cacher à la famille que la guérison sera peut être impossible. Lucien se met au travail, toujours selon sa méthode, en stimulant l'organisme. Quatre ans après, le fait paraît incroyable, les cartilages se sont remis à vivre et le jeune homme est complètement guéri. « C'est aujourd'hui un sacré sportif », affirme Lucien en me montrant la preuve de ce qu'il vient de raconter : deux radios de la hanche du malade prises à quatre ans d'intervalle. Sur la première, on voit nettement les manques de matière cartilagineuse. Sur la seconde, les trous ont disparu. Voilà un résultat concret, et sans commentaire.

Amarande paralysée du dos

La route d'une comédienne n'est pas toujours semée de roses. Amarande en sait quelque chose. Il y a quelques années, elle parcourut près de 15 000 km de tournée pour jouer une pièce de Peter Ustinov *Photos Finish.* Cette longue randonnée dans un autocar bringuebalant et sur de mauvaises petites routes de province met son dos à mal. Amarande répond à ses douleurs à coups de tranquillisants et accepte, à son retour à Paris, un rôle intéressant au théâtre du Palais-Royal. Les répétitions débutent en dépit d'un dos qui commence vraiment à lui infliger d'insupportables souffrances. Jusqu'au jour où, quelques temps avant la générale, elle tombe paralysée. Pas question de la faire remplacer. Alors elle continue, avec toute la troupe, les répétitions chez elle, tout en faisant défiler, tour à tour, un acupuncteur et un kinésithérapeute. On manipule sa colonne vertébrale, on l'enveloppe dans de la boue chaude, dans un corset orthopédique. Elle souffre le martyre en vain, jusqu'au jour où une amie débarque un soir chez elle et l'emmène, presque de force, chez Lucien Vaimber. En trois séances, Lucien règle l'affaire et gagne une amie. J'ai rencontrée Amarande chez lui. Elle va régulièrement le voir, surtout par amitié et aussi lorsque sa santé lui donne quelque souci. Elle ne veut entendre parler de personne d'autre.

La vue est rendue à André Verchuren

Il y a quelques années, André Verchuren fut atteint d'une grave paralysie faciale qui entraîna la perte de la vue. Tout est tenté par les médecins, rien n'y fait. Un jour, le hasard d'une tournée amène Harry William, le fils de Verchuren, dans la ville du Midi où se produit également Sacha Distel. Ce dernier connaît depuis toujours, ou presque, Lucien Vaimber. Il a soigné sa mère, sa femme, et lui-même lors de ses graves

ennuis de santé. Très naturellement, il parle donc de Vaimber à Harry William. C'est ainsi que le 17 juillet 1967 André Verchuren, aveugle, se présente avec son fils chez Lucien Vaimber. Un mois plus tard, il a recouvré la vue et il est complètement guéri.
Depuis, c'est un ami fidèle de Lucien.

Édith Piaf ressuscitée

C'est à Dreux que Lucien Vaimber rencontre Edith Piaf pour la première fois. Il a été appelé en catastrophe auprès d'elle par Fernand Laly, l'homme qui organise ses tournées et que Lucien a soigné et guéri. En ce soir de décembre 1959 particulièrement froid, elle achève, épuisée, mourante, ce que l'on a appelé sa « tournée-suicide ». Sur scène, le spectacle est terrible : Piaf balbutie ses chansons s'accroche aux rideaux, titube... La salle, subjuguée, l'encourage. Mais à la septième chanson elle s'écroule sous les flashes des photographes. Vaimber a juste le temps de la voir et de constater que sa colonne vertébrale est dans un état lamentable. Mais son entourage immédiat refuse un examen plus long et la chanteuse est emmenée chez elle, boulevard Lannes. Il est deux heures du matin et la foule est encore là, à acclamer l'ambulance lorsqu'elle quitte le théâtre.
Le lendemain, Lucien Vaimber ne sera pas plus écouté et il apprendra par la radio le transport de la vedette à l'hôpital américain de Neuilly. Bernard Laly n'a pas pu imposer le chiropracteur face aux médecins.
Ce n'est que près d'un an plus tard que, de nouveau, Fernard Laly et Louis Barrier, l'impresario d'Edith, appelleront de nouveau Lucien. Tous les jours, les journaux annoncent la mort prochaine de la vedette. Cette fois, c'est la fin. Lucien est le dernier espoir, si espoir il y a. C'est à la campagne que Lucien va se pencher sur le cas d'Edith. Elle n'a plus de voix et

sa paralysie est presque totale. Maigre à faire peur, elle a le teint jaune et les yeux vitreux... Et ainsi, pendant un mois, trois fois par semaine, Lucien Vaimber « travaille » les vertèbres d'Edith. C'est douloureux, très douloureux mais la vedette supporte tout sans broncher, avec un grand courage. Un mois plus tard, nous sommes en octobre 1960, Edith marche à nouveau et Lucien lui promet le seul miracle qu'elle attende vraiment : avant le 31 décembre de la même année elle rechantera. Sans plus attendre, Piaf téléphone à Coquatrix et prend date pour sa rentrée à l'Olympia. Cela se passera effectivement comme promis devant le tout-Paris ébahi : le 29 décembre 1960. Au programme, le titre qui remercie Vaimber : *Mon vieux Lucien.*

Pendant trois ans, Lucien sera l'ami d'Edith, son confident, son thérapeute. Mais elle a un caractère difficile et des penchants dans lesquels elle retombe très vite : les médicaments et l'alcool. Son entourage ne sera pas toujours du meilleur conseil. Lucien ne peut raisonner Edith, elle continue ses folies. Alors, les visites s'espacent et il reste des mois sans nouvelles jusqu'à ce matin de novembre 63 où Edith, du Midi où elle s'est retirée, le fait appeler. Elle va plus mal que jamais et elle a besoin de lui. Alors Vaimber pose une condition : elle doit se décider à changer son rythme de vie et à devenir enfin raisonnable. « Non » répond Piaf. Huit jours après, elle était morte.

Jean Richard sauvé

Il est difficile également de ne pas parler de Jean Richard et du terrible accident d'automobile qui a failli, il y a quelques années, nous priver du commissaire Maigret... Longtemps dans le coma, diminué physiquement et intellectuellement, il restait bien peu d'espoir de le sauver vraiment. Il a fallu un an et demi d'un travail patient, par stimulation, pour qu'aujour-

d'hui Jean Richard soit à nouveau le comédien que nous aimons. Grâce encore à Vaimber.
Or, parmi les premiers médecins envoyés sur les lieux de l'accident de Jean Richard, il y avait un jeune étudiant en médecine. Médecin diplômé, il est aujourd'hui, l'un des disciples les plus convaincus de Lucien Vaimber.

VAIMBER ET SES ELEVES MEDECINS

Lucien Vaimber a, en effet, des élèves médecins auxquels il transmet son savoir et ses méthodes. Tous ont d'abord été ses patients : à l'un, il a rendu la vue, à l'autre, guéri le dos, au troisième, soulagé des douleurs.
Les cours ? Ils se passent toujours au même endroit, dans l'appartement d'un ami à Saint-Maur, dans une ambiance particulièrement décontractée. Chacun, à tour de rôle, sert de cobaye (il y a toujours des petites douleurs qui traînent). Et puis, de temps en temps, des amis passent comme ce jour-là, Sacha Distel :
« Je ne crois pas à la sorcellerie, me dit-il. Je crois que la chiropractie est une science comme une autre, encore trop souvent ignorée en France, alors qu'elle est largement reconnue dans de nombreux pays. Personnellement, je peux témoigner qu'à de nombreuses reprises j'ai éprouvé la valeur de cette science et les dons de Lucien. Et cela dure depuis trente ans. »
Pour les médecins qui sont là, et notamment le Dr Jean-Luc Monfrais, anesthésiste-réanimateur, spécialiste dans un grand hôpital de la région parisienne, la médecine se doit de rechercher toutes les méthodes qui permettent de lutter contre les souffrances en évitant les produits chimiques, les radiations nocives ou les autres traitements agressifs. Il faut accepter de

se placer hors du pouvoir médical, redevenir humble et vouloir ce qui semble efficace, même si, pour l'instant cela se passe hors des normes officielles...
Il semble donc qu'à présent des passerelles de plus en plus franches soient enfin lancées entre les médecines dites « officielles » et les médecines « parallèles », et c'est tant mieux. Car aujourd'hui, sans doute, Lucien Vaimber ne serait plus traîné, comme il l'a été, lui et beaucoup d'autres, devant la justice.

LE PROCES

C'était en 1962. Il venait de soigner Edith Piaf et Jacques Tati. Cela avait fait beaucoup de bruit dans la presse et dans le public. L'Ordre des médecins porta plainte. C'est ainsi que Lucien Vaimber dut subir, au mois de mai 1962, une perquisition de policiers, en vertu d'une commission rogatoire. L'instruction se déroule sans incident à Paris au Palais de justice. Dans le dossier, des témoignages prestigieux, des attestations portant des signatures connues en faveur de Lucien Vaimber. Il est condamné à une peine plus que modérée (50 000 F d'amende, somme dérisoire à l'époque) et la foule l'acclame à la sortie du tribunal. Un an plus tard, il est de nouveau devant les tribunaux à la suite de la plainte d'une secrétaire. Les juges sont encore plus cléments, incapables de résister à sa force de conviction. Et aujourd'hui nul ne cherche plus à contester ses résultats... devant les tribunaux !
Mais surtout la chiropractie n'est plus, ou presque plus, remise en question.

LA CHIROPRACTIE

C'est, selon le petit Larousse, une méthode de traitement de certaines maladies par manipulation des vertèbres. Ce mot vient du grec *kheir* (main) et *praktikos* (mis en action). Autrement dit, c'est l'action de guérir avec les mains.
Cette méthode de traitement des maladies fonctionnelles consiste donc à exercer une action spécifique sur les vertèbres. On replace ainsi chaque segment de la colonne vertébrale (régions cervicale, dorsale et lombaire), ainsi que les os qui s'y rattachent directement (côtes, sternum, hanches, omoplates, clavicules, articulations des épaules). La technique tend à corriger une position anormale des vertèbres qui, de ce fait, exercent des tensions et des pressions sur les filets nerveux (rachidiens) ainsi que sur les vaisseaux sanguins et lymphatiques, provoquant toutes sortes de maladies.
Hippocrate (460 avant J.-C.), fut parmi les premiers à parler de cette thérapeutique manipulatoire. Il nous a laissé, outre sa conception d'une morale de l'art de guérir, de nombreux travaux sur l'épilepsie, les fractures et leurs méthodes de réduction, la chirurgie et la trépanation. De la colonne vertébrale, il écrit : « Il est nécessaire d'en posséder une solide connaissance car de nombreuses affections sont causées par un état défectueux de cet organe. » (*De Articulis* 45)... Ou encore : « L'art de la thérapeutique vertébrale est ancien. Je tiens en haute estime ceux qui l'ont découvert, comme ceux qui, génération après génération, me succèderont et dont les travaux contribueront au développement de l'art naturel de guérir. Le médecin habile et consciencieux doit être sûr de son coup d'œil autant que de sa main lorsqu'il s'agit de corriger les déviations vertébrales du malade étendu devant lui, sur la table de traitement... Si le traitement est effectué de manière correcte aucun dommage n'en peut résulter. » (*De Articulis*).

Après Hippocrate, le célèbre romain Gallien (vers 160 après J.-C.) nous parle encore de manipulations vertébrales et puis, curieusement, plus rien jusqu'en 1895, où le Dr Daniel David Palmer va, à son tour, dans son cabinet de Davenport aux États-Unis, redécouvrir cette thérapie et créer véritablement la chiropractie moderne. Une bien curieuse histoire est à l'origine de ses travaux.

Le Dr Palmer a, en effet, un serviteur atteint de surdité. Cette surdité tardive est apparue peu à peu, à la suite d'un effort violent et d'un craquement perçu dans le haut de la nuque. Or, le Dr Palmer sait que seule une articulation qui se déplace peut provoquer un craquement, lequel ne pouvait provenir que des vertèbres. Il examine donc son serviteur et décèle aussitôt une bosse au niveau d'une vertèbre cervicale. Le médecin mettra plusieurs jours à tenter de la débloquer en prenant mille précautions. Et c'est ainsi qu'un jour un craquement nettement perceptible se produisit et que l'audition revint aussitôt. La chiropractie moderne était née. On en connaît les progrès aujourd'hui, et les travaux de Lucien Vaimber y sont pour beaucoup.

Pour le Dr Palmer, toutes les maladies peuvent être guéries par l'art de soigner les vertèbres. Ce n'est pourtant pas l'avis de Lucien Vaimber qui a, plusieurs fois, avoué son impuissance à aider les patients souffrants de maladies héréditaires, microbiennes ou virales. Dans bien des cas, il a recommandé à ses patients de voir des chirurgiens ou des médecins. Mais inversement, et cela arrive de plus en plus souvent aujourd'hui, des médecins envoient des malades voir Lucien Vaimber. Cela se fait encore très discrètement, bien sûr, mais c'est la preuve qu'enfin un pont timide est jeté entre ces deux catégories de professionnels de la guérison.

Souhaitons simplement qu'un jour la collaboration ne soit plus secrète mais totale et amicale comme celle qui existe, tous les samedis matin, entre Lucien Vaimber et ses élèves médecins.

Parce qu'il m'a rarement été donné de voir une telle chaîne d'amitié entre un thérapeute et ses patients, célèbres ou inconnus, et parce que j'ai exceptionnellement vu, chez un même homme, autant de cœur et d'humilité que de talent, j'ai vraiment envie d'écrire, en guise de conclusion : Bravo monsieur Vaimber.

Leurs thérapeutiques

Voici, pour vous permettre de faire un point rapide, la définition, par ordre alphabétique, des principales thérapeutiques employées par les guérisseurs et décrites dans chaque portrait.

ACUPUNCTURE

L'acupuncture est une médecine plusieurs fois millénaire, venue du fond de l'Extrême-Orient. Qu'elle ait survécu jusqu'à ce jour prouve sans doute sa réelle efficacité.
Malgré le scepticisme de la plus grande partie du corps médical, et les nombreux procès d'intention qui lui ont été faits, l'acupuncture connaît aujourd'hui un regain d'intérêt, et cela grâce un non-médecin : M. Soulié de Morant. Celui-ci en effet, à une époque où le corps médical était relativement conciliant, a pu exercer dans les hôpitaux et même donner des cours aux médecins. Aujourd'hui, de

nombreux docteurs en médecine pratiquent l'acupuncture mais il existe aussi beaucoup d'acupuncteurs remarquables qui ne sont pas médecins. L'acupuncture est tout à la fois philosophie et art de la médecine. Les acupuncteurs estiment, en effet, que l'univers et l'organisme humain, qui sont indissociables, sont soumis aux lois du yin et du yang (c'est-à-dire, approximativement, les forces de la passivité et celles du mouvement). La bonne santé n'est possible que lorsque ces forces sont en équilibre parfait. Il s'agit donc d'équilibrer les systèmes sympathique (système nerveux stimulateur des organes) et parasympathique (qui, lui, les freine au contraire). Pour rétablir cet équilibre, les praticiens utilisent donc de fines petites aiguilles qu'ils piquent en des points très précis du corps situés le long des « méridiens » et des « vaisseaux ». Cette technique non douloureuse est utilisée pour guérir une maladie, mais souvent aussi pour prévenir certains déséquilibres.

AROMATHERAPIE

Cette thérapie consiste à utiliser ce que l'on appelle les « huiles essentielles », ou essences de plantes obtenues par distillation de plantes fraîches. Déjà, dans l'Antiquité, les Égyptiens se servaient d'essences de plantes pour embaumer, et de macérations vineuses pour anesthésier. En France, c'est le Dr Valnet, chef de file des phytothérapeutes, qui en a codifié l'emploi. Un certain nombre de ces huiles essentielles sont inscrites aujourd'hui au codex et produites par les laboratoires de produits homéopathiques. Il ne faut cependant jamais les acheter sans en connaître l'origine et l'usage. Il est donc indispensable de toujours s'adresser à des herboristes ou à des pharmaciens. L'aromathérapie produit des résultats surprenants dans bien des maladies (notamment les déséquilibres endocriniens). Cela peut aller des trois gouttes sur un morceau de sucre, aux bains aux huiles essentielles et à la sympathicothérapie que nous verrons plus loin.

AURICULOTHERAPIE

Il s'agit tout simplement d'une acupuncture de l'oreille. Elle est utilisée depuis des siècles. Les anciens corsaires, par exemple, célèbres pour leurs anneaux d'or aux oreilles, n'avaient pas cette coquetterie sans raison. Ces anneaux étaient placés en un point précis de leur oreille pour améliorer leur vue. Cette médecine n'a toutefois été prise au sérieux qu'à partir de 1951 avec les travaux d'un médecin lyonnais, le Dr Nogier. Celui-ci imagina l'oreille comme la représentation d'un embryon, tête en bas, chaque point de cet « embryon auriculaire » correspondant à une partie du corps. Il suffisait ensuite de stimuler avec des fines aiguilles (comme pour l'acupuncture) chaque point précis de l'oreille concernant un organe donné, pour obtenir une réaction immédiate au niveau de la zone correspondante. Un certain nombre de médecins, abondamment diplômés, pratiquent aujourd'hui l'auriculothérapie.

BALNEOTHERAPIE

C'est l'art de se soigner par l'eau et par les bains. En effet, l'eau a, sur tous les autres remèdes, l'avantage d'offrir en une seule opération, le bain, une synergie d'actions :
Action mécanique, par la pression de l'eau qui opère un véritable massage et une sorte de gymnastique passive des muscles et des vaisseaux.
Action thermique, car la chaleur ou le froid de l'eau du bain va obliger l'organisme à réagir en profondeur (la circulation va, par exemple, se ralentir, ou, au contraire, s'accélérer).

Action chimique enfin, si l'on ajoute à l'eau du bain des substances telles les « huiles essentielles » (il s'agira alors de phytobalnéothérapie). Cette technique présente deux intérêts. On peut l'appliquer chez soi, avec les produits adaptés à ses problèmes médicaux (stress, fatigue, insomnie, etc.). On peut également faire des cures appropriées dans des centres équipés à cette fin (celui de Jean-François Ridon à Serre-Chevalier, par exemple).

BULLE (ou CAISSON) D'ISOLATION SENSORIELLE

C'est un appareil de 2,50 m de long, 1,20 m de large et 1,20 m de haut, muni d'une porte et contenant 25 cm d'une eau très salée maintenue à la température exacte de la peau (35°). Son principe est de priver l'individu, dans la mesure du possible, des stimulations sensorielles émanant du monde extérieur. C'est pourquoi l'utilisateur, dès qu'il a pénétré dans le caisson, et qu'il a refermé la porte, se retrouve en état d'apesanteur, dans un univers isolé du bruit et de la lumière.

La première relaxation est musculaire, elle est ensuite mentale (les centres nerveux étant libérés des pressions habituelles). La relaxation devient enfin psychique, ce qui explique la sensation durable de bien-être et la recharge énergétique que l'on ressent après une séance de caisson. Cette thérapeutique serait excellente pour les états de stress, de fatigue, d'angoisse, de tension nerveuse ou de troubles psychosomatiques. Une seule contre-indication : les personnes atteintes d'une maladie de peau (à cause de la teneur en sulfate de magnésie contenue dans l'eau).

CHIROPRACTIE
(ou vertébrothérapie
ou ostéopathie)

Trois dénominations différentes pour la même thérapeutique : les soins par déblocage des vertèbres. Ce sont simplement les méthodes qui changent ainsi que l'origine de la technique : la vertébrothérapie est française, la chiropractie américaine et l'ostéopathie anglaise.
Il s'agit en fait de rééquilibrer l'organisme en dégageant les racines nerveuses issues de la moelle épinière. Il faut savoir, en effet, que pratiquement tous les nerfs du corps passent par ce que l'on appelle « trous de conjugaison » c'est-à-dire ces petits espaces qui séparent chaque vertèbre. Il arrive souvent qu'en cas de rétrécissement de ces « trous de conjugaison » les nerfs soient pincés et certains organes, par voie de conséquence, malades. La technique consiste à débloquer les vertèbres pour mieux dégager les nerfs, et soulager l'organe souffrant.
La chiropractie ne s'intéresse donc pas seulement aux problèmes de colonne vertébrale ou de mal de dos mais à un très large éventail d'autres maladies qui vont des crises d'arthrose à la fatigue générale en passant par les insomnies, les stress ou les problèmes d'estomac... Elle se veut, en tout cas, une médecine complète.

COSMOBIOLOGIE
(ou astrologie médicale)

Cette médecine tire son nom de l'influence exercée par le Cosmos sur le corps humain. En fait, dès l'Antiquité, les médecins se sont mis à exercer l'astrologie et se servaient de la position des planètes pour soigner. D'ailleurs, le plus vieil ouvrage scientifique connu au monde, le livre d'Hermès Trismégiste, père de toutes les sciences, donne déjà des indications très précises sur l'utilisation de certaines plantes en fonction de la position du Soleil au moment de la naissance, et des différents décans d'un signe zodiacal. Aujourd'hui, l'astrologue médical peut, pour son patient, faire un diagnostic précis de sa maladie et en découvrir les causes profondes. Il saura ensuite déterminer les dates les plus favorables pour le soigner, prévoir l'évolution de la maladie, prévenir d'éventuelles rechutes et choisir les remèdes les plus efficaces. Beaucoup de médecins, aujourd'hui, s'intéressent à cette technique qui reste longue et complexe à exercer.

CHROMOTHERAPIE

La chromothérapie trouve ses racines dans la nuit des temps. Nos ancêtres les plus lointains pensaient déjà que la lumière et les couleurs modifiaient notre équilibre organique et qu'il suffisait de savoir les utiliser à bon escient pour conserver une bonne santé. Pourtant, si les très sérieuses recherches scientifiques entreprises dans le monde entier depuis quinze ans n'ont pu aboutir qu'à des hypothèses sur la façon dont les couleurs agissent sur l'organisme, elles ont pu, tout de même, constater scientifiquement leurs effets sur l'être vivant. Voici deux exemples particulièrement significatifs : aux États-Unis, le Dr Lucey guérit des enfants atteints de jaunisse à la naissance par de simples expositions à une lumière bleu-vert. En France, le Dr Jules Régnault constate qu'un verre rouge placé devant un œil provoque une augmentation, ou une diminution, du pouls suivant l'œil choisi.
En fait l'action des couleurs s'expliquerait par leurs vibrations, et leurs effets curatifs par leurs différences de longueur d'ondes.

Voici les principales propriétés attribuées aux couleurs :

Le rouge stimule le sang, facilite la régénération cellulaire et donne un bon coup de fouet en cas de fatigue, de dépression ou de rhumatisme.
L'orange stimule le système respiratoire et soigne la spasmophilie. Ce serait en outre, un excellent stimulant sexuel.
Le jaune améliore la digestion et donne du tonus.
Le vert, très efficace, dit-on, contre l'insomnie et l'irritabilité.
Le bleu, particulièrement indiqué en cas d'infection, de maladies virales, de spasmes nerveux.
L'indigo, à utiliser en cas d'obésité graisseuse, de maux dentaires, de bourdonnements d'oreilles.
Le violet, excellent pour les lourdeurs et somnolences après les repas, les troubles de la rate et les angoisses.

Il existe d'ailleurs plusieurs méthodes très simples pour utiliser ces couleurs en fonction des problèmes de chacun :
— Choix des vêtements.
— Port de pierres précieuses de couleurs (en bague ou pendentif) ; mais il faut y mettre le prix !
— La lampe de chromothérapie qui diffuse sa lumière à travers un verre dont on a choisi au préalable la bonne couleur. C'est, entre autres, l'une des techniques utilisées par les chromothérapeutes.

DIETETIQUE

La diététique a pour premier objet d'étudier les maladies ou troubles entraînés par une mauvaise nutrition. Elle consiste dans un second temps à mettre au point le régime alimentaire correspondant aux besoins du malade. Elle s'attache également à équilibrer le régime alimentaire d'un sportif, d'un convalescent ou de quelqu'un voulant perdre ou gagner du poids.

Trop peu de gens comprennent l'intérêt d'une alimentation équilibrée pour conserver sa bonne santé, ou pour la retrouver. Un bon diététicien doit savoir élaborer des régimes alimentaires adaptés à chaque cas. D'une façon générale, il vaut mieux éviter les régimes exclusifs du type végétarien, macrobiotique, frutivore etc. et préférer manger de tout, en quantité raisonnable.

Pour certaines maladies, même graves, un simple rééquilibrage alimentaire suffit pour faire retrouver définitivement sa santé au patient.

GEMMOTHERAPIE

Il s'agit de l'utilisation d'éléments jeunes de plantes : radicelles, écorces internes de racines, mais surtout de bourgeons, à des fins thérapeutiques. Les gemmothérapeutes considèrent que ces parties de plantes contiennent plus d'éléments toniques que la plante adulte, et que leur action est plus efficace. Il s'agit toujours de dilution et les remèdes se présentent sous forme liquide à employer en gouttes. Cette médecine est très récente et fait des progrès importants. Un groupement de médecins, le Centre européen d'informatique et d'automation, a décidé d'enregistrer sur ordinateur toutes ses connaissances en ce domaine et d'établir les diagnostics à partir d'une analyse de sérum sanguin. Cette analyse, réalisée par l'ordinateur permet de faire un bilan biologique complet et de préconiser le remède gemmothérapique approprié.

HYPNOSE

L'hypnose est l'une des plus anciennes thérapeutiques de l'histoire humaine. Elle a pour but, par le moyen d'une mise en sommeil artificiel, d'imposer au patient, à son corps et à son esprit, un désir conscient et donc de l'aider à atteindre l'objectif qu'il s'est fixé. Cela peut aller de l'étude d'une langue étrangère à la lutte contre la timidité ou l'envie de fumer, en passant par la guérison d'affections plus diverses. Le champ en est donc très vaste.

HOMEOPATHIE

Tout le monde en a entendu parler, mais peu de gens savent exactement de quoi il s'agit. Cette méthode consiste à soigner le mal par le mal, en utilisant sur un malade des produits qui provoqueraient, chez quelqu'un en bonne santé, les mêmes symptômes que ceux présentés par le malade. Un exemple : en cas de fièvre, la médecine classique soignerait avec un médicament d'origine chimique, destiné à la faire tomber. L'homéopathie, elle, conseillera de prendre, à doses infinitésimales, un produit plus naturel qui donnerait de la fièvre à une personne en bonne santé, mais qui combattra efficacement celle d'un malade. Cette médecine, comme l'acupuncture, la sympathicothérapie ou l'auriculothérapie consiste en un « rééquilibrage » organique. Elle a l'avantage de n'être pas toxique. Les produits employés sont très nombreux (plus de 3 000). Ils sont tirés des règnes végétal, animal et minéral. Elle fut créée, il y a deux siècles, par un médecin, le Dr Hahnemann.

IRIDOLOGIE

L'iridologie n'est pas vraiment une méthode de soins mais de diagnostic. Il s'agit en fait de « lire » les maladies dans l'iris : partie colorée de l'œil. Cette technique très récente s'est beaucoup développée en Allemagne et en Suisse avant de faire des adeptes en France. Le premier livre sur l'iridologie est paru en 1881. Depuis, il y en a eu beaucoup de publiés dans ces trois pays.

Pour les iridologues, l'iris est divisé en 12 secteurs correspondant chacun à un groupe d'organes précis. Il suffit simplement de savoir détecter, et reconnaître, toutes les marques anormales apparaissant dans chacun de ces secteurs pour savoir, immédiatement, quels sont les organes malades. L'iris renseigne aussi sur le degré de résistance d'un malade et sur l'issue de sa maladie en fonction du degré de fatigue de l'organisme. Un iridologue très entraîné pourrait, en quelques minutes, faire un véritable « check-up » du patient, un tour d'horizon médical.

MAGNETISME

C'est l'utilisation du fluide magnétique (que nous possédons tous à des degrés divers) par un magnétiseur. Celui-ci en est pourvu, abondamment, et il pratique par imposition des mains, plus ou moins lentement, selon des trajets déterminés.

Les impositions de mains existent depuis la nuit des temps — le Christ guérissait ainsi — mais c'est un médecin viennois, le Dr Mesmer, qui a remis cette technique à la mode avant la Révolution française de 1789. Renié depuis, avec une belle constance, par le corps médical, le magnétisme pourrait cependant connaître bientôt des jours meilleurs, depuis qu'une nouvelle branche de la médecine, la Bioélectronie, semble avoir trouvé un début d'explication.

En effet, pour le Dr Marcel de Chambéry « le tissu fondamental de l'organisme est le tissu conjonctif. Constitué principalement de collagène, il réagit selon le phénomène piézo-électrique. Toute agression de ce tissu se traduit donc par la production de charges électro-négatives qui ne restent pas en place. On peut donc supposer qu'elles se transmettent de proche en proche, selon un trajet déterminé, et aboutissent à un point précis de la peau. Ce point aura un excès de charge négative. »

Cette explication de la maladie et de son traitement en bioélectronie, peut s'appliquer parfaitement au magnétisme. Le magnétiseur est doué d'une force magnétique capable de régulariser le potentiel électrique d'un malade et aussi de le guérir par simple imposition des mains (parfois même d'ailleurs sans avoir besoin de le toucher).

MASSAGES REFLEXES

Cette méthode consiste à canaliser son propre influx nerveux et à se protéger de la douleur. En effet, lorsqu'un organe est malade, la douleur est ressentie dans tout l'organisme mais aussi, plus particulièrement, au niveau d'un point précis de la peau. Cette zone s'appelle « zone réflexe ». La thérapie consistera donc à masser doucement ou à faire masser cette zone réflexe, afin de provoquer, par réaction du circuit nerveux, une stimulation de l'organe déficient et l'arrêt de la douleur. Ces zones réflexes sont aujourd'hui connues et répertoriées. De nombreux thérapeutes utilisent désormais cette technique.

NATUROPATHIE

La naturopathie est l'art de guérir en utilisant uniquement des agents naturels : aliments sains, plantes, homéopathie, es sences de plantes, magnétisme, etc. En réalité, c'est davantage un mode de vie qu'une thérapeutique au sens strict du terme. Certes, la naturopathie peut guérir, mais aussi et surtout préserver une bonne santé. Parmi l'arsenal de base d'un bon naturopathe se trouvent la phytothérapie, le magnétisme, le reboutement, l'iridologie, l'aromathérapie. Si le naturopathe est aussi astrologue médical, c'est l'idéal.

PHYTOTHERAPIE

La phytothérapie est l'utilisation de végétaux pour guérir une maladie. Il s'agit le plus souvent de plantes médicinales, de nouveau très à la mode. Il faut d'ailleurs savoir que bien des médicaments chimiques sont tirés de substances végétales dont on a retiré le principe actif. Les produits obtenus sont donc des corps morts et non des produits vivants puisque la plante n'est plus entière. Une plante entière est en effet pleine d'énergie alors qu'un produit isolé, ou reconstitué chimiquement, en est vidé. Depuis quelques années, le corps médical tend à réhabiliter ces « simples » plus complexes qu'on ne le croit. Car une seule plante ne saurait suffire pour soigner une affection, il faut donc savoir les mélanger, les choisir, les doser. En un mot, les connaître parfaitement.

RADIESTHESIE

La radiesthésie est l'art de détecter les maladies et de choisir les remèdes adéquats pour les guérir à l'aide d'un pendule (ce pendule n'est en fait que l'amplificateur des sensations perçues par le radiesthésiste).
Il faut donc que le praticien ait, lui-même, une santé parfaite et qu'il soit doué d'une sensibilité très développée. En effet, le

pendule ne servant qu'à amplifier ses sensations, chaque praticien agit selon sa sensibilité et son expérience. C'est dire qu'il n'y a pas de règle et que, pour donner un exemple simple, un pendule ne tourne pas forcément à droite en face d'une maladie organique et qu'il n'oscille pas obligatoirement d'avant en arrière en présence d'un trouble psychique.
On dit d'ailleurs que n'importe qui peut devenir radiesthésiste à condition de savoir développer ses facultés de concentration et d'avoir aussi un minimum de connaissances. Mais l'essentiel est d'avoir une très grande sensibilité.

REBOUTEMENT

Le reboutement consiste à remettre naturellement en place une articulation, un muscle ou un nerf déplacé.
Malheureusement, les rebouteux, aujourd'hui, en France, sont de plus en plus âgés et rares car leur enseignement ne se transmet que de façon orale. Il est d'ailleurs surprenant de constater, qu'en dehors des articulations vertébrales, peu d'ouvrages sérieux traitent de la manière de replacer une articulation.
Le public a d'ailleurs tendance à croire qu'il s'agit d'un don inné. C'est une erreur. Le reboutement peut parfaitement s'apprendre avec un bon maître. Il faut aussi savoir que, bien souvent, certaines maladies chroniques, qu'aucun remède ne parvient à enrayer, sont simplement le fait d'articulations bloquées. Le rôle du rebouteux peut donc être plus important qu'on ne croit, et ne pas se borner à soigner des entorses ou des élongations.

SOPHROLOGIE

Dérivée de l'hypnose, la sophrologie est essentiellement une technique de relaxation :
Chaque sophrologue, suivant une méthode qui lui est propre, plonge progressivement son patient dans un état de relaxation totale, en utilisant des paliers successifs :

1°- Détente musculaire
2°- Détente sensorielle
3°- Détente psychique et mentale.

C'est à ce dernier stade que le patient est perméable aux suggestions du praticien et qu'il peut accéder au but qu'ils ont fixé ensemble.
Les demandes sont très variées : cela peut aller de l'étude d'une langue étrangère jusqu'au contrôle de l'appétit ou la suppression de l'envie de fumer.
Si la sophrologie (comme l'hypnose) permet d'agir sur l'organisme et la personnalité, elle n'a aucun effet si le « moi profond » du sujet n'est pas d'accord avec le but recherché par le sophrologue. Le succès de la technique dépend en effet toujours de l'envie réelle du sujet.
Pour donner un exemple : aucun sophrologue ne pourra vous faire passer le goût de la cigarette si, au fond de vous-même, vous n'en avez pas vraiment envie.
Lorsque l'on maîtrise bien la technique de la relaxation on peut parfaitement pratiquer la sophrologie seul.

SYMPATHICOTHERAPIE

La sympathicothérapie est ce qu'on appelle, dans le jargon médical, une réflexothérapie endo-nasale. L'action thérapeutique se fait à distance, en touchant les zones et les points qui se trouvent à l'intérieur du nez, sur la muqueuse endo-nasale. Cette technique s'effectue sur le patient à l'aide de petits stylets excitateurs, demi-souples, de longueur variable, qui se terminent par une petite olive striée, généralement en argent. Les touches nasales, lors d'un traitement, sont modulées et plus ou moins appuyées. Leur but est d'effectuer un frottement ou un effleurement des zones à traiter. La technique, en fait, dépend essentiellement du cas à traiter. Elle tient compte de l'état de l'organisme, de sa résistance, de son âge. Il faut d'ailleurs préciser que ces touches nasales sont indolores, ou peu sensibles. Elles provoquent simplement parfois une petite réaction de larmoiement ou d'éternuement, et toujours un grand soulagement.

L'intérêt de cette méthode (redécouverte entre les deux guerres par les Dr Gillet et Vidal) est qu'elle agit très vite sur certaines maladies rebelles aux autres traitements : sinusite, migraines, nervosité, insomnie, fatigue générale, stress, etc. Technique de rééquilibrage entre les systèmes sympathique et parasympathique, la sympathicothérapie a été remise à l'honneur, en France, par Michel Bontemps et Jean-François Ridon avec un petit « plus » agréable au bout du stylet : des gouttes d'huiles essentielles de plantes.

DICTIONNAIRE DES AFFECTIONS COURANTES

Recettes et remèdes

Les principales méthodes utilisées par les guérisseurs ont éte décrites et illustrées au fil de leurs portraits. Vous en trouverez également la définition résumée dans le lexique intitulé « Leurs thérapeutiques ». Mais il est clair que certaines d'entre elles, en raison de leur complexité ou parce qu'elles ont pour essentiel fondement un don inné, ne peuvent faire l'objet ni d'automédication, ni de recettes transmissibles.

Il est cependant un point commun à la plupart des guérisseurs : ils associent le plus souvent, dans des proportions plus ou moins importantes, l'usage des plantes à leurs soins.

Nous avons donc tenu à rassembler, dans cette seconde partie, les recettes et remèdes à base de produits naturels qui sont le fruit de leurs découvertes ou de traditions ancestrales.

Ils sont répertoriés ci-après par ordre alphabétique des affections les plus courantes, mais voyons, dans un premier temps, quelles sont les principales propriétés des plantes, fruits et légumes.

Les principales propriétés de quelques plantes, fruits et légumes, de A à Z

Avant tout, je tiens à souligner que les plantes, fruits et légumes n'ont pas valeur de remède en cas de maladie grave. Ils permettent simplement de lutter contre certaines tendances de notre organisme et donc de prévenir plutôt que guérir.

Alchémille : toutes les affections de l'appareil génital féminin et de l'intestin.

Décoction plante entière : 1 poignée pour 1 litre d'eau. Laissez bouillir 5 minutes.

Angélique : manque d'appétit, digestion difficile.

Infusion de racines : 1 cuillerée à café à faire infuser 10 minutes dans de l'eau bouillante.

Aubépine : insomnie, hypertension.

Infusion de fleurs : 1 cuillerée à café par tasse d'eau chaude.

Basilic : flatulence, dyspepsie.

Infusion de plantes séchées : 1 cuillerée à café par tasse d'eau chaude.

Bourdaine : constipation, troubles de la vésicule biliaire.

Décoction-macération : 2 cuillerées à soupe pour 1 litre d'eau à bouillir, puis laisser infuser 10 minutes.

Bruyère : cystite, inflammation des voies urinaires.

Décoction de sommités fleuries : 50 g pour 1 litre d'eau. Laissez bouillir 5 minutes et infuser 10 minutes.

Busserole : inflammation des voies urinaires.

Décoction de feuilles : 1 poignée pour 1 litre d'eau. Laissez bouillir 5 minutes et infuser 10 minutes.

Camomille : nervosité, fatigue.

Infusion de fleurs : 5 têtes par tasse d'eau chaude. Laissez infuser 10 minutes.

Cassis : rhumatismes.

Infusion de feuilles : 1 cuillerée à soupe par tasse. Laissez infuser 10 minutes.

Coquelicot : toux, insomnie.

Infusion de pétales : 1 demi-cuillerée à café par tasse. Laissez infuser 10 minutes.

Fumeterre : fatigue, dermatose, intoxication.

Infusion de plante entière : 2 cuillerées à soupe pour un demi-litre d'eau. Laissez infuser 15 minutes.

Genêt : rétention d'urine, troubles cardiaques.

Infusion de fleurs : 2 cuillerées à soupe par demi-litre d'eau. Laissez infuser 10 minutes.

Gui : hypertension, artériosclérose.

Macération à froid : 3 cuillerées à soupe pour 1 demi-litre d'eau froide. Laissez macérer pendant une nuit.

Lierre terrestre : bronchite, toux, inflammation de toutes les muqueuses.

Infusion de plante fleurie : 3 cuillerées à soupe par demi-litre d'eau. Laissez infuser 10 minutes.

Menthe : nervosité et spasmes : infusion de 2 feuilles par tasse. Laissez infuser 10 minutes.

Fatigue et somnolence : 8 feuilles par tasse. Laissez infuser 10 minutes.

Myrtille : diabète, dermatose, affections gynécologiques.

Décoction de feuilles : 1 poignée par litre. Laissez bouillir 5 minutes et infuser 10 minutes.

Noyer : fatigue, anémie, diabète, rhumatisme.

Infusion de feuilles : 1 poignée par litre, à faire infuser 15 minutes.

Oranger : nervosité, fièvre.

Infusion de fleurs : 1 cuillerée à café par tasse, à laisser infuser 10 minutes.

Orme : dermatoses.

Décoction d'écorce : 75 g par litre. Laissez bouillir jusqu'à réduction de moitié.

Pissenlit : troubles ciculatoires et hépatiques, diabète.

Décoction de feuilles et de racines : 50 g par litre. Laissez bouillir 15 minutes et infuser 15 minutes également.

Prêle : anémie, déminéralisation, rétention d'urine, cellulite.

Décoction de la plante : 50 g par litre. Laissez bouillir 15 minutes.

Romarin : fatigue, troubles (de la vésicule, digestifs, circulatoires), rhumatismes.

Macération vineuse : 50 g par litre de la plante séchée ou 200 g par litre de la plante fraîche pendant 15 jours.

Ronce : inflammation des muqueuses, affections gynécologiques.

Décoction de feuilles : une poignée par litre. Laissez bouillir 2 minutes.

Sarriette : fatigue, atonie intestinale, impuissance.

Infusion de plante fleurie : 1 cuillerée à café par tasse. Laissez infuser 10 minutes.

Sauge : asthénie, sueurs, nervosité, troubles de la digestion.

Infusion : 2 cuillerées à soupe pour 1 litre d'eau. Laissez infuser 10 minutes.

Thym : toux, fatigue.

Infusion : 20 g par litre. Laissez infuser 10 minutes.

Tilleul : nervosité, insomnie, troubles circulatoires.

Infusion de fleurs : 1 pincée par tasse. Laissez infuser 10 minutes.

Tormentille : diarrhée, toutes inflammations et congestions.

Décoction de racines : 50 g par litre à faire bouillir et infuser 7 minutes.

Valériane : nervosité, dépression.

Macération des racines : 100 g par litre d'eau tiède. Laissez macérer pendant 10 minutes (avec une goutte d'eau de fleurs d'oranger).

Verveine : mauvaise digestion, nervosité, impuissance.

Infusion de feuilles : 20 g par litre. Laissez infuser 10 minutes.

Quelques fruits et leurs propriétés

Les fruits contiennent beaucoup de vitamines et de sels minéraux. Ils sont dans l'ensemble très digestes. Il faut donc essayer d'en manger beaucoup, mais raisonnablement.
La liste qui suit est loin d'être complète. Elle a simplement pour but de vous informer des principales propriétés des fruits les plus courants.

Abricot · anémie, manque de globules rouges.

Amande : croissance, grossesse, diabète, fatigue.

Ananas : troubles digestifs, constipation, intoxication, croissance.

Banane : croissance, fatigue.

Cerise : rétention d'urine, déminéralisation, intoxication, rhumatismes.

Chataîgne : fatigue, déminéralisation.

Citron : fatigue, prévention des maladies infectieuses, croissance, hépatisme, dyspepsie, rhumatisme.
Buvez toujours une citronnade tiède après un repas trop copieux.

Datte : diabète, rhumatismes, troubles circulatoires, hépatisme, constipation, intoxication.

Fraise : fatigue, déminéralisation.

Framboise : manque d'appétit, cellulite, constipation.

Groseille rouge : digestion difficile, rétention d'urine, sang trop épais.

Groseille noire (cassis) : grippe, rhumatisme, rétention d'urine, hypertension.

Melon : constipation.

Mûre : rachitisme, rhumatismes, cystite, grippe et tous états fiévreux.

Myrtille : troubles circulatoires et intestinaux, colibacillose.

Noisette : diabète, parasites intestinaux, calculs biliaires.

Olive : fatigue, hépatisme, constipation.

Orange : grippe, maladies infectieuses, manque d'appétit, sang trop épais, fatigue, constipation.

Pêche : digestion difficile, excès de consommation de viande, troubles glandulaires, fatigue musculaire.

Poire : cystite, cellulite, rétention d'urine, constipation.

Pomme : fatigue, digestion difficile, rhumatisme, obésité, cellulite, troubles circulatoires, cholestérol. Aucune contre-indication pour ce fruit.

Prune-pruneau : constipation, rhumatisme, artériosclérose

Raisin : troubles circulatoires, rhumatismes, dermatoses, intoxications, constipation, fatigue, dyspepsie.

Quelques légumes et leurs propriétés

Ail

Il fut largement utilisé par les égyptiens et les Romains puis, au XVIIIe siècle, il servit de base à la fabrication du célèbre « vinaigre des 4 voleurs » qui permettait à ses utilisateurs de piller, sans risque de contagion, les maisons des pestiférés. On a admis, depuis longtemps maintenant, ses propriétés antiseptiques, vermifuges, apéritives, toniques et hypotensives.
On l'utilise avec succès dans la prophylaxie de la diphtérie, du typhus, de la typhoïde, de la grippe, de la bronchite et comme curatif de la tuberculose, de l'hypertension, ainsi que de la coqueluche

Artichaut

Remarquable cholagogue (favorisant la sécrétion de la bile) c'est également un excellent tonique de l'organisme, diurétique et antitoxique. On peut aussi l'utiliser avec succès comme antidiabétique.
Cru, il est plus digeste, sinon ne le cuisez pas trop longtemps et n'hésitez pas à mettre son eau de cuisson dans vos potages : elle est très riche en sels minéraux et stimulera votre vésicule biliaire. Mangez donc beaucoup d'artichauts si vous êtes hépatiques, diabétiques ou si vous souffrez d'un excès de cholestérol.

Asperge

A *conseiller* si vous souffrez de la vessie et des reins. A *déconseiller* si vous avez des rhumatismes inflammatoires et de l'artériosclérose.

Aubergine

Crue, elle a des propriétés laxatives et diurétiques.

Avocat

C'est un aliment complet et très digeste. Il est recommandé pour les personnes fatiguées ou convalescentes.

Betterave

A consommer cuite, si vous êtes fatigué ou déminéralisé. Trop riche en saccharose, elle est *déconseillée* aux diabétiques.

Carotte

Des ouvrages entiers ont été écrits sur ce légume et, d'un auteur à l'autre, la liste de ses vertus s'allonge. Crue ou cuite elle est, en tous cas, excellente pour : l'anémie, la fatigue, les retards de croissance, les troubles intestinaux, en cas de crampes, pendant la grossesse et pour les ulcères gastro-duodénaux et les rides (rien de tel qu'un cataplasme de pulpe de carotte en guise de crème de beauté).

Céleri

Nous n'en mangeons pas assez et c'est dommage car c'est un dépuratif et un tonique de premier ordre. Excellent en cas de fatigue, de nervosité, de rhumatismes ou de mauvaise digestion, il est à *déconseiller* toutefois en cas d'aérophagie. L'eau de cuisson est remarquable en compresses pour les gerçures, crevasses et peaux desséchées par le froid.

Chicorée

Elle stimule les fonctions de l'estomac et a des propriétés hypoglycémiantes. A *recommander* en cas de diabète. Par contre, si vous êtes dyspeptique, vous devez toujours la faire cuire.

Chou

C'est le plus merveilleux des légumes, ses propriétés sont connues et appréciées depuis l'Antiquité. Il est à *recommander* pour : l'anémie, les affections gastriques et intestinales, les affections respiratoires, la baisse des globules rouges et les néphrites (inflammation des reins). Le plus digeste est le chou rouge, le plus lourd, le chou-fleur.

Concombre

Très riche en vitamine A et C, il est connu depuis longtemps pour son action sur la peau en application locale (en prenant toujours soin de le faire dégorger au sel).

Cresson

Il est excellent si vous êtes diabétique, si vous avez tendance à l'eczéma ou si vous êtes fatigué. La meilleure recette pour se désintoxiquer est de prendre tous les matins un mélange de cresson + carotte + persil + ail, le tout, passé au mixer.

Epinards

C'est le légume préféré de Popeye et pour cause : il contient, outre des vitamines A, B et C, beaucoup de chaux et de potasse. A *conseiller* si vous êtes fatigué ou déminéralisé. A *éviter* en cas de maux d'estomac ou de « ballonnements ».

Haricot vert

Il est connu pour ses propriétés diurétiques et anti-infectieuses. Il ne présente aucune contre-indication, mais il est préférable de le cuire toujours dans deux eaux différentes.

Laitue

A utiliser en cas d'insomnie, de coqueluche, de douleurs viscérales, d'incontinence et de maladies gynécologiques. *A éviter*... si vous cherchez un aphrodisiaque...

Lentilles

C'est le plus digeste des légumes secs, le plus intéressant en cas de fatigue ou de manque de fer.

Navet

Il contient un pourcentage élevé de sels minéraux et on l'utilise avec succès contre le scorbut. Si vous êtes fatigué, il vous stimulera beaucoup plus qu'un steack.

Oignon

Ce légume très complet devrait être utilisé le plus souvent possible. Il soigne et prévient : la fatigue, l'œdème, les diarrhées, l'obésité, la cellulite, les dérèglements glandulaires, les maladies de la prostate, l'impuissance et le diabète. Si vous vous promenez dans la campagne, ayez toujours un oignon sur vous : son suc a la propriété de décomposer le venin de vipère. Si vous êtes mordu, frottez-en immédiatement la morsure.

Oseille

Laxative et très riche en vitamine C elle est a *déconseiller* en cas de dyspepsie ou de tuberculose. Elle est, par contre, *excellente* en cas de rhumatisme. Il vaut mieux la faire cuire dans trois eaux différentes.
Les cataplasmes de feuilles d'oseille font mûrir rapidement les abcès. Il suffit de les faire revenir quelques secondes dans de l'huile d'olive avant de les appliquer sur la peau.

Pissenlit

Excellent draineur de la vésicule biliaire et des reins, il ouvre l'appétit et permet une bonne digestion, lorsqu'il est pris en salade, au début du repas.

Poireau

Si vous êtes fatigué, nerveux, si vos reins fonctionnent mal et si vous vous sentez un peu « enrobé » mangez beaucoup de poireaux.

Pomme de terre

Souvent déconseillée en France parce que consommée sous forme de frites, ce qui la rend peu digeste, la pomme de terre cuite à la vapeur ou au diable (cocotte en terre) est assez recommandée aux obèses. Si vous souffrez d'ulcères de l'estomac, buvez un verre de jus de pomme de terre... en vous bouchant le nez !

Radis noir

C'est par excellence le légume des hépatiques. Il n'existe pas, en effet, de meilleur draineur de la vésicule et du foie. Il faut savoir aussi qu'il contient plus de vitamines C que l'orange. C'est donc un légume à consommer l'hiver, en prévision des grippes et de toutes les affections virales.

Tomate

Particulièrement riche en vitamines et sels minéraux, elle est excellente si vous êtes fatigué ou rhumatisant. Servez toujours une salade de tomates si votre repas contient des féculents. Elles en facilitent la digestion. La tomate constitue également un très bon petit déjeuner pour les écoliers.

Aromates

Persil, cerfeuil, estragon, échalotte, ciboule, ciboulette, thym, laurier, serpolet, fenouil, câpres.

Ces légumes sont tous très riches en sels minéraux. Ils ont donc tous des propriétés stimulantes de l'appétit. A consommer le plus souvent possible, surtout le persil, très utilisé en phytothérapie.

Acné

Lotion

Dans 1 litre d'eau bouillante, laissez infuser une dizaine de minutes 50 g de racines de bardane concassées. Avec une compresse imbibée de cette préparation encore tiède, appliquez la solution sur les zones touchées, deux fois par jour, au lever et au coucher

Tisanes

Dans 1 litre d'eau, faites bouillir durant 10 minutes :

50 g de racines de bardane
20 g de racines de patience
40 g d'écorce d'orme.

Puis retirez du feu cette décoction ; jetez-y 30 g de fleurs de pensée sauvage. Laissez infuser pendant 5 minutes. Passez et sucrez avec du miel. Buvez 3 tasses par jour, dont une le matin à jeun.

Pour une cure de désintoxication plus profonde, voici une autre tisane, à utiliser en complément de soins externes :

Ortie blanche (fleur)	25 g
Bouillon-blanc (fleur)	50 g
Sauge (feuille)	50 g
Bardane (racine)	25 g
Menthe douce (feuille)	25 g
Fraisier (feuille)	50 g
Marjolaine (feuille)	25 g
Olivier (feuille)	60 g

Pour 1 litre d'eau froide, comptez 5 cuillerées à soupe de plantes mélangées. Portez à ébullition, sans faire bouillir. Laissez infuser 10 minutes et filtrez. Buvez, par petites prises, la totalité de cette préparation dépurative tous les jours, entre les repas.

Pour parfaire l'action de cette tisane dépurative, achetez en magasin spécialisé un complément alimentaire à base de fumeterre, ainsi composé :

Fumeterre (plante)
Salsepareille (feuille)
Pensée sauvage (feuille)
Pissenlit (racine)
Bardane (racine)

Aérophagie

Tisane

Pour vous détendre et stimuler votre digestion :

Fenouil (graines)	50 g
Citronnelle (feuilles)	50 g
Gentiane (racine)	50 g
Houblon (cônes)	50 g
Menthe douce	25 g
Serpolet (feuilles)	50 g

Pour un bol d'eau bouillante, comptez 1 cuillerée à soupe du mélange ainsi obtenu. Laissez infuser 10 minutes et filtrez. Buvez cette tisane après les repas.

Complexe propolis

En maison de régime, vous trouverez ces petits globules contenant un mélange de propolis et d'huile de tournesol. (Le propolis est un produit naturel élaboré par les abeilles et destiné à désinfecter la ruche). 2 globules avant chaque repas, midi et soir.

Pollen

Pensez au pollen que l'on trouve sous forme de gélules, et qui permet de stopper rapidement une crise d'aérophagie. Prenez 6 gélules de 180 à 200 mg par jour.

Huiles essentielles

Sur un morceau de sucre de canne, versez 2 gouttes d'huile essentielle de basilic et 2 gouttes d'huile essentielle de carvi ; prenez ce morceau de sucre après chaque repas. Soyez très vigilant sur la qualité des huiles essentielles et choisissez bien votre revendeur, par exemple : Le Temps des Plantes, L'Herbier de Provence ou La Vie Claire.

Demi-bain froid

Une demi-heure avant de vous coucher, plongez-vous dans votre baignoire, jusqu'à la taille ; la température de l'eau doit être de 16 ° environ. N'y restez pas plus de 15 secondes et frictionnez-vous ensuite vigoureusement, puis couvrez-vous bien. Pour vous réchauffer, buvez une infusion ainsi préparée :

1 cuillerée à soupe de basilic et d'anis vert. Laissez infuser 15 minutes, puis filtrez.

Allergies

Il n'est pas possible de passer en revue toutes les allergies. Elles sont, en effet, très nombreuses et se manifestent sous des formes diverses. Voilà pourquoi nous avons choisi de vous parler des allergies les plus courantes : rhume des foins et allergies cutanées fréquentes.

Le rhume des foins

• *Comment le prévenir :*

Dès le début du printemps, prenez l'habitude de manger, une fois par jour, une salade dont voici l'assaisonnement :

> 2 cuillerées à soupe d'huile d'olive vierge (première pression à froid)
> 1 cuillerée à soupe de vinaigre de cidre
> 4 gouttes d'huile essentielle d'estragon

Choisissez plutôt la laitue. Si vous êtes sensible aux pollens ou autres agents allergènes, prenez l'habitude de consommer cette salade régulièrement.

• *Comment le guérir :*

Respirez de l'huile essentielle d'estragon (un flacon de 10 ml suffit). Si vous êtes très « pris » par le rhume des foins, gardez votre flacon sur vous, et faites une inhalation tous les quarts d'heure. L'estragon stoppe les crises d'éternuement.

Allergie au soleil

Mangez de la laitue assaisonnée comme pour le rhume des foins ! Tout simplement parce que les propriétés antihistaminiques (antiallergiques) de l'estragon sont très puissantes. Commencez la cure de salade à l'estragon au moins 15 jours avant la première exposition au soleil.

Coup de soleil

Faites la préparation suivante :

Emplissez, sans tasser, un flacon à large ouverture de thym en fleur (ne prenez que les parties terminales de la plante, appelées « sommités fleuries »), et complétez le flacon avec de l'huile d'olive vierge. Écrasez légèrement les fleurs contre les parois du bocal avec le dos d'une cuillère, pour faire sortir les sucs de la plante.

Laissez macérer deux semaines au soleil en remuant de temps en temps. Filtrez et conservez dans un flacon bien bouché Cette huile protège des manifestations allergiques au soleil, mais elle n'est pas filtrante !

Alopécie

(chute des cheveux)

• *Cheveux secs :*

Lotions

Feuilles de saule	25 g
Thym	25 g
Mille-feuille	25 g

Faites bouillir ce mélange dans 1 litre d'eau, pendant 5 minutes. Filtrez. Lotionnez votre cuir chevelu un soir sur deux et conservez toute la nuit.
Parallèlement, prenez :

Romarin	25 g
Serpolet	25 g
Bruyère	25 g

Faites macérer ce mélange pendant 10 jours dans 1/2 litre d'eau-de-vie. Secouez bien avant l'emploi.
Utilisez le soir en friction, en alternance avec la lotion précédente. Conservez toute la nuit.

Onguent

Faites cuire 25 g de bourgeons de noyer dans 300 g de saindoux, 1/2 heure à feu doux, en mélangeant régulièrement. Conservez dans un récipient hermétique. Après lavage des cheveux, appliquez régulièrement cet onguent en massage léger.

Mélangez les plantes suivantes :

Racine de pissenlit	50 g
Bourrache	50 g
Romarin	50 g
Verveine	50 g
Reine-des-prés	50 g
Menthe douce	50 g
Fumeterre	50 g

Comptez 4 cuillerées à soupe de ce mélange pour 1 litre d'eau froide. Chauffez jusqu'à ébullition sans laisser bouillir. Laissez infuser 10 minutes et filtrez.

• *Cheveux gras :*

Huile régénératrice

En vous brossant très légèrement les cheveux avec une brosse métallique, déposez tous les matins sur le cuir chevelu quelques gouttes de ce mélange :

Huile égyptienne	100 ml
Huile essentielle de romarin	5 gouttes
Huile essentielle de sauge	5 gouttes

Lotion

Racine de gentiane	10 g
Thym	10 g
Vigne rouge	10 g
Racine de bardane	10 g
Rhizome d'iris	10 g
Ortie blanche (plante)	10 g
Fumeterre	10 g
Racine de chiendent	10 g
Reine-des-prés	10 g
Fleurs de souci	10 g

Faites macérer ce mélange pendant 10 jours, dans 1 litre d'eau-de-vie. Agitez la bouteille de temps à autre ; filtrez en pressant fortement. Tous les jours, frottez-vous énergiquement le cuir chevelu avec cette lotion.

Tisane

Ményanthe (feuilles)	5 g
Artichaut (feuilles)	5 g
Frêne (feuilles)	5 g
Lierre terrestre (feuilles)	5 g
Pariétaire (plante)	5 g
Bouleau (feuilles)	5 g
Cassis (feuilles)	5 g

Faites bouillir cette préparation dans 2 litres d'eau. Otez du feu lorsque l'eau est réduite à 1 litre environ. Rajoutez 8 g de réglisse effilée. Prenez une tasse par jour de cette tisane.

● *Tous types de cheveux :*

Cure de jus de fruits et de légumes

Le matin : 1/2 citron
1/2 orange
1/2 poire
1/2 pomme
1 tranche d'ananas

Passez ces fruits au mixer et buvez aussitôt, avec 4 comprimés de levure vitaminée.

Le soir, avant le dîner : 1 carotte
1 branche de persil
1/2 citron
1 tomate
1 feuille de chou

Passez au mixer, et buvez frais.

Aménorrhée

Tisane

Camomille
Armoise
Marrube blanc
Fleurs de souci
Mélisse
Ményanthe

A raison d'une pincée de chaque plante, jetez le tout dans 1 litre d'eau bouillante. Laissez infuser 10 minutes et filtrez. Buvez 4 à 5 tasses par jour, une semaine avant la date des règles.

Vin d'absinthe

Laissez macérer pendant 48 heures 1 litre de muscat blanc et 30 g de feuilles d'absinthe, en agitant de temps en temps. Passez en pressant fortement et filtrez.
Buvez 1 verre à liqueur avant les deux principaux repas.

Bain de pieds

Le bain doit durer 15 minutes : commencez par de l'eau à 35 ° dont vous augmenterez progressivement la température, pour arriver à la fin du quart d'heure à 45 °. Commencez ce traitement trois jours avant les règles et continuez-le pendant toute leur durée.

Persil

La réputation d'emménagogue puissant du persil n'est plus à faire. Donc, mangez-en le plus possible.
Dix jours avant les règles, prendre 3 gouttes d'huile essentielle de persil sur un morceau de sucre, tous les matins.

Anémie

Tisanes

Fenugrec	30 g
Eupatoire	30 g
Lichen d'Islande	30 g
Patience	30 g

Jetez 1 cuillère à soupe de ce mélange pour 1 tasse d'eau froide. Portez à ébullition et ne laissez bouillir qu'une dizaine de secondes. Laissez infuser 10 minutes. Buvez 3 tasses par jour, en sucrant au miel.

Dans 1 litre d'eau froide, jetez 15 g de racine de gentiane concassée. Laissez bouillir 10 minutes. Puis, hors du feu, rajoutez 30 g de feuilles et de fleurs d'ortie séchées, 10 g de romarin, 10 g d'anis vert. Laissez infuser 10 minutes, passez, sucrez au miel et buvez 3 tasses par jour après les repas.

Vin apéritif

Faites macérer 100 g de feuilles de sauge dans 1 litre de bon vin de Bordeaux, pendant une dizaine de jours. Buvez chaque jour 1 à 2 verres de ce vin de sauge.

Vin d'absinthe

Sur une poignée de feuilles d'absinthe séchées, versez 1 litre de bon vin blanc. Laissez macérer à froid pendant 24 heures dans un récipient bien fermé. Ensuite, passez et gardez au frais. Buvez 1 verre le matin, à jeun, pendant 15 jours.

Tisane apéritive

Chardon (racines)	30 g
Chiendent (racines)	30 g

Faites bouillir ce mélange dans 3 litres d'eau, jusqu'à réduction aux deux tiers. Buvez cette tisane apéritive au début de chaque repas, à raison d'une tasse à café.

Aphtes

Gargarisme
Dans 250 g d'eau bouillante, faites infuser 20 g de feuilles de basilic séchées ou 50 g de feuilles fraîches.

Badigeon
Dans 1/2 litre d'eau légèrement sucrée, faites une décoction de 10 g de myrtilles (fraîches ou sèches). Badigeonnez la bouche plusieurs fois par jour.

Tisane
Dans 1 litre d'eau froide, faites tremper 30 g de racines de gentiane concassées, pendant 1 heure. Portez à ébullition pendant 10 minutes. Le feu éteint, rajoutez 30 g de feuilles et de fleurs de guimauve. Faites infuser 10 minutes. Filtrez. Rajoutez le jus d'un citron et sucrez au miel.
Buvez 4 tasses par jour, pendant 10 jours.

Bain de bouche chaud

Sauge	40 g
Prêle	30 g
Scabieuse	30 g

Dans 25 cl d'eau bouillante, laissez infuser 1 cuillère à soupe pendant 10 minutes environ. Ce bain de bouche est à renouveler trois fois par jour.

Artériosclérose

Ail

Croquez, chaque matin, une gousse d'ail... si vous le pouvez ! Pour contourner la difficulté, essayez de manger un plat aillé, tel que salade, gigot, etc., quotidiennement.

Potion

Ecrasez une gousse d'ail dans un verre d'eau. Laissez macérer toute la nuit. Filtrez et buvez le matin à jeun.

Douche

A la température de 45°, son action est calmante, antinévralgique et relaxante. Commencez par une douche tiède en procédant de la façon suivante : pied droit, jambe droite, pied gauche, jambe gauche. Répétez l'opération plusieurs fois en augmentant la température de l'eau. Supportez la douche très chaude. Insistez longuement sur les pieds jusqu'à la limite du supportable. Puis passez immédiatement à la douche froide : 10 secondes pour les pieds et les jambes et 8 secondes sur le reste du corps. Répétez au moins trois fois l'opération, cela facilitera la circulation du sang à travers les vaisseaux sanguins.

Tisane

Prenez 30 g de racines et de feuilles séchées de fraisiers pour 1 litre d'eau. Faites une décoction et buvez à volonté. L'urine et les selles seront colorées en rouge ; rassurez-vous, cela n'a rien d'inquiétant.

Asthme

En cas de crise : macération d'ail
Sucez un sucre imbibé d'alcool à 90° dans lequel vous aurez fait macérer une gousse d'ail pendant 10 jours (un quart de litre d'alcool pour une gousse d'ail).

Tisane
Dans une grande tasse d'eau, faites bouillir 5 g de racines concassées de valériane. Après 5 minutes de cuisson, filtrez, sucrez avec du miel et buvez très chaud.

Cataplasme
Délayez dans un peu d'eau de l'argile verte concassée. Vous obtiendrez une pâte très épaisse. Appliquez le cataplasme chaud sur le haut de la poitrine et le milieu du dos (sixième vertèbre dorsale).

Infusion
Buvez, quatre ou cinq fois par jour, une tasse du mélange suivant (1 cuillère à café par tasse) :

Fleurs séchées de coquelicots	4 g
Eucalyptus	6 g
Serpolet	25 g
Lierre terrestre	25 g
Fleurs de bouillon-blanc	4 g
Fleurs de violettes	4 g

Apéritif
Versez 1/2 litre de vin blanc sec bouillant sur 200 g d'oignons crus coupés en fines tranches. Après 24 heures de macération, ajoutez 100 g de miel. Pendant 3 semaines, prenez 1 verre à apéritif de cette préparation entre les repas et le soir au coucher.

Bronchite

Fumigations

Dans 1 litre d'eau, jetez 30 g de feuilles d'eucalyptus séchées. Laissez bouillir une dizaine de minutes. Puis penchez-vous au-dessus du récipient et couvrez-vous la tête avec une serviette pour ne rien perdre des vapeurs. Si vous possédez un inhalateur, c'est bien mieux ! Inhalez trois ou quatre fois par jour durant une petite semaine ; puis deux fois par jour, ensuite.

Infusion

Un peu avant ou 3 heures après les repas, buvez, réparties dans la journée, 4 ou 5 tasses du mélange suivant :

Polypode	15 g
Hysope	15 g
Lierre terrestre	10 g
Laurier-cerise	10 g
Serpolet	30 g
Coquelicot	20 g

Sirop

Coupez en rondelles fines un radis noir bien lavé et non épluché. Disposez les lamelles au fond d'un saladier et recouvrez-les de sucre roux cristallisé. Continuez en alternant radis noir et sucre roux. Après 3 heures de macération, vous verrez un jus se former. Lorsque les rondelles de radis seront complètement racornies, recueillez le jus que vous conserverez au réfrigérateur. Une cuillère à café de ce sirop adoucira votre gorge et libérera vos voies respiratoires.

Brûlures

Dans la vie de tous les jours, on se brûle le dessus de la main, un doigt ou un pied. Nous parlons, bien entendu, de ces affections-là. Pour les brûlures graves, seul votre médecin vous conseillera utilement.

Cataplasmes

Mélangez carottes râpées, feuilles de pimprenelle écrasées, feuilles de pêcher et de persil. Faites-les macérer dans de l'huile d'olive.

Dans 1 litre de lait, faites bouillir pendant 5 minutes 50 g de feuilles fraîches de bouillon-blanc. Passez soigneusement à travers un linge fin et appliquez sur la brûlure.

Faites macérer pendant 2 heures et demie, dans 1 litre d'eau froide, 200 g de racines concassées de consoude. Passez et imbibez des compresses que vous appliquez sur la brûlure, plusieurs fois par jour.

Onguent

200 g d'huile d'olive et 5 blancs d'œufs frais, battus ensemble, donnent un mélange épais. Avec un pinceau, étendez sur la partie blessée, couche après couche. Dès que c'est sec, remettez une couche. La croûte ainsi formée tombera par écailles, une quinzaine de jours après.

Pour les brûlures plus graves, en attendant le médecin, buvez de l'eau citronnée ou du thé chaud.

Calvitie

(voir Alopécie)

Cellulite

Cataplasmes

Mixez à parts égales des feuilles fraîches de chou vert, des feuilles de lierre grimpant et du persil frais. Comptez environ une poignée de chaque plante mixée pour un cataplasme. Ajoutez au mélange une poignée de son de blé.

Préparez une décoction de feuilles de romarin de la façon suivante :
Dans 1/2 litre d'eau froide, jetez 2 cuillères à soupe de romarin, laissez bouillir pendant 10 minutes. Il n'est pas nécessaire de filtrer.
Mélangez les plantes mixées avec la décoction de romarin jusqu'à obtenir une pâte épaisse. Étalez cette pâte sur du papier aluminium. Recouvrez d'une gaze fine et appliquez le cataplasme sur la peau, du côté de la gaze. Conservez-le durant 1 demi-heure. Faites-le suivre immédiatement d'une douche froide.

Choisissez du fromage blanc fabriqué à partir de lait cru (non stérilisé) : il faut qu'il soit onctueux mais néanmoins qu'il ait des « grumeaux ». Étalez-le en épaisseur de 3 cm environ sur un linge de coton et appliquez-le sur les endroits à traiter. Le cataplasme doit être maintenu en place 1/2 heure et renouvelé, si possible, tous les jours.

Pour augmenter l'efficacité des cataplasmes, frictionnez-vous, juste avant l'application, avec le mélange suivant :

Huile essentielle de thym	2 ml
Huile essentielle de genévrier	2 ml
Huile essentielle de citron	5 ml
Huile essentielle de sauge	2 ml
Huile essentielle de pépins de raisin	100 ml

Bien agiter. La chaleur dégagée aidera les huiles essentielles à dissoudre les graisses.

Tisanes

Noyer	30 g
Frêne	30 g
Romarin	30 g
Sauge	30 g
Prêle	30 g
Artichaut	30 g
Aubier de tilleul	30 g
Marrube blanc	30 g
Vigne rouge	30 g

Comptez 4 cuillères à soupe pour 1 litre d'eau. Chauffez jusqu'à ébullition : ne faites pas bouillir, mais laissez infuser 15 minutes, et filtrez. Buvez 3 bols par jour, durant 2 semaines par mois. Il est conseillé de choisir la période de lune décroissante.

Feuilles de cassis	30 g
Queues de cerise	30 g
Bruyère	30 g
Reine-des-prés	30 g
Piloselle	30 g
Aubier de tilleul	30 g
Verge d'or	30 g
Bourdaine	30 g

Jetez 4 cuillères à soupe de ce mélange dans 1 litre d'eau. Chauffez sans laisser bouillir, puis laissez infuser 15 minutes. Ensuite, filtrez, et une semaine par mois, buvez 1 litre de cette tisane.

Cheveux

(soins des)

Cataplasmes stimulants

- *Cheveux secs :*

Mélangez 3 cuillères à soupe de terre de rassoul, 2 cuillères à soupe de poudre de prêle, avec suffisamment d'eau tiède de façon à obtenir une pâte épaisse.
Ajoutez 2 cuillères à soupe d'huile de noyau d'abricot Mélangez bien le tout. Appliquez directement sur le cuir chevelu.
Tous vos cheveux doivent être enduits de cette pâte. Si vos cheveux sont abondants, doublez et triplez les doses.
Laissez en place 1 heure. Rincez et lavez vos cheveux avec un shampoing doux au calendula. Renouvelez ce cataplasme deux fois par semaine, durant 1 mois au minimum.

- *Cheveux gras :*

Préparez une décoction de romarin, 4 cuillères à soupe pour 1/2 litre d'eau. Faites bouillir 5 minutes et infuser 10 minutes. Filtrez.
Mélangez 4 cuillères à soupe de henné neutre avec la quantité

suffisante de décoction de romarin, pour obtenir une pâte épaisse. Ajoutez 2 cuillères à soupe d'huile de noisette. Mélangez le tout avec une cuillère de bois.
Appliquez directement sur le cuir chevelu et laissez en place 1 heure. Massez et lavez avec un shampoing à l'ortie blanche.
Appliquez deux fois par semaine, durant un mois.

Tisane :

Racine de salsepareille	30 g
Racine de chicorée	30 g
Racine de pissenlit	30 g
Feuilles de bourrache	30 g
Sommités de millepertuis	30 g
Feuilles de romarin	30 g
Verveine officinale	30 g

Chauffez 4 cuillères à soupe dans 1 litre d'eau jusqu'à ébullition, sans laisser bouillir. Infusez 10 minutes. Filtrez.
Pour nettoyer votre organisme, buvez 1 tasse matin et soir.

Huile de karapate*
Avant le shampoing, répartissez quelques gouttes d'huile de karapate sur la chevelure. Massez le cuir chevelu du bout des doigts pendant 10 minutes. Laissez en place durant une heure, la tête entourée d'une serviette chaude. Ensuite, faites un shampoing doux à l'huile de karapate.

* Huile fortifiante pour cheveux, d'origine antillaise, obtenue à partir d'huile de ricin.

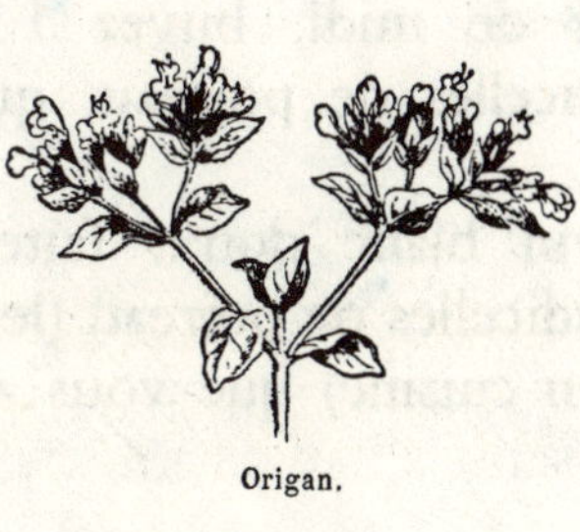

Origan.

Cholestérol
(excès de)

Régime

Le matin à jeun, passez des pommes au mixer et buvez 1 verre de jus de pomme frais ; c'est le fruit idéal pour lutter contre les surcharges de mauvaise graisse.

Pendant le repas de midi, mangez la salade composée que voici :
Cœurs d'artichauts frais assaisonnés avec une gousse d'ail pilée, un jus de citron et de l'huile de pépins de raisins ; saupoudrez cette salade d'une cuillère à soupe de son de blé.

Au repas du soir, mangez une salade verte ainsi assaisonnée :
Huile de carthame (magasin diététique ; le carthame est un chardon), vinaigre de cidre et une gousse d'ail pilée. Saupoudrez cette salade d'une cuillère à soupe de son de blé.

Tous ces produits sont recommandés pour leurs propriétés dépuratives et anticholestérol.

Macération

Avant le déjeuner de midi, buvez 1 verre à liqueur de macération de radicelles de poireau, que vous aurez ainsi préparée :
Dans 1 litre de vin blanc doux, faites macérer pendant 10 jours 30 g de radicelles de poireau (les petites racines que l'on n'utilise pas en cuisine) que vous aurez bien lavées au préalable.

Agitez la bouteille une fois par jour. Au bout de 10 jours, filtrez et conservez dans une bouteille bien bouchée.

Cette macération alcoolique combat l'excès de cholestérol, mais aussi l'urée.

Cicatrices

Cataplasmes

Mélangez 4 cuillères à soupe d'argile verte en poudre avec la quantité d'eau chaude nécessaire pour obtenir une pâte épaisse. Ajoutez 5 gouttes d'huile essentielle de romarin et 5 gouttes d'huile essentielle de thym. Mélangez bien pendant 5 minutes, afin que les huiles essentielles soient bien incorporées à la pâte.

Gardez ce cataplasme en contact direct avec la cicatrice pendant 1 heure. Nettoyez la cicatrice, après l'application, avec une huile de carotte qui aidera la régénération des tissus.

Râpez une pomme de terre crue, imprégnez-la soigneusement avec le jus d'un citron entier. Ajoutez un tout petit peu d'huile de noyau d'abricot, de façon à obtenir une pâte.

Appliquez cette pâte à même la cicatrice. Maintenez-la à l'aide d'une gaze et d'une bande pendant 1 heure.

Ce cataplasme permet de hâter la cicatrisation et de resserrer les tissus, ce qui assure une cicatrice plus fine et donc plus esthétique.

Pour régénérer les tissus cicatriciels

Mélangez 100 ml d'huile égyptienne* et 10 ml d'huile

essentielle de cyprès ; secouez vigoureusement le mélange avant de vous en servir.
Il vous suffit de vous masser avec quelques gouttes de ce produit matin et soir.

L'huile égyptienne ne se trouve en vente que dans les magasins spécialisés dans les plantes médicinales.

Circulation

Tisane stimulante

Cassis (feuilles)	20 g
Genièvre (baies)	20 g
Reine-des-prés (feuilles)	20 g
Vigne rouge (feuilles)	20 g
Bourse à pasteur (plante)	20 g
Alchémille (plante)	20 g
Armoise (feuilles)	20 g
Romarin	20 g

Mettez 4 cuillères à soupe de ce mélange dans 1 litre d'eau. Chauffez jusqu'à ébullition, sans faire bouillir. Laissez infuser 10 minutes. Filtrez. Buvez 2 tasses par jour, matin et soir.

Bain stimulant

Huile essentielle de cyprès	10 ml
Huile essentielle de genévrier	5 ml
Huile essentielle de sarriette	5 ml

Huile de noyau hydrogénée	30 ml
Huile de pépins de raisin	50 ml

Mettez 2 cuillères à soupe de ce mélange pour un grand bain chaud (37-40 °). Restez au moins 10 minutes, puis terminez par une douche froide des jambes durant 1 minute. Recommencez ce bain au moins trois fois par semaine, et n'hésitez pas non plus à vous faire des massages avec le produit pur, en partant des pieds et en remontant lentement jusqu'en haut des cuisses.

Miel au romarin : stimulation de la circulation
Tous les matins, au réveil, prenez 1 cuillère à café de miel de romarin, à laquelle vous ajoutez 3 gouttes d'huile essentielle de romarin.
L'effet sera plus marqué si vous absorbez ce miel de romarin en période de lune croissante.

Cure de citron
Pour tous ceux qui se sentent lourds, fatigués, « encrassés », cette cure ne remplacera pas 4 heures de sport par semaine, mais les « dérouillera » quand même de façon appréciable. Pendant 5 semaines :

1e semaine : buvez quotidiennement le jus de 3 citrons,
2e semaine : buvez quotidiennement le jus de 7 citrons,
3e semaine : buvez quotidiennement le jus de 7 citrons,
4e semaine : buvez quotidiennement le jus de 5 citrons,
5e semaine : buvez quotidiennement le jus de 3 citrons.

Cure dépurative

2 pommes pelées
1 orange
1/2 citron

Passez ces fruits ensembles à la centrifugeuse et buvez le jus frais, le matin, à jeun. Prenez en même temps 3 gélules de yumel (plante mexicaine dépurative). Faites cette cure pendant au moins 3 semaines.

Infusion dépurative

Pelez des pommes de façon à obtenir 100 g de pelures. Faites sécher ces pelures au four durant 10 minutes. Jetez dessus 1 litre d'eau bouillante et laissez infuser 15 minutes. Filtrez. Buvez-en cinq fois dans la journée, entre les repas, durant 3 semaines au moins

Bain relaxant

Poudre de prêle 50 g

Jetez la poudre au fond de votre baignoire que vous remplissez d'eau très chaude (38/42 °). Restez dans le bain pendant 10 minutes. Sortez, après avoir fait une rapide douche froide des jambes. Couchez vous immédiatement.

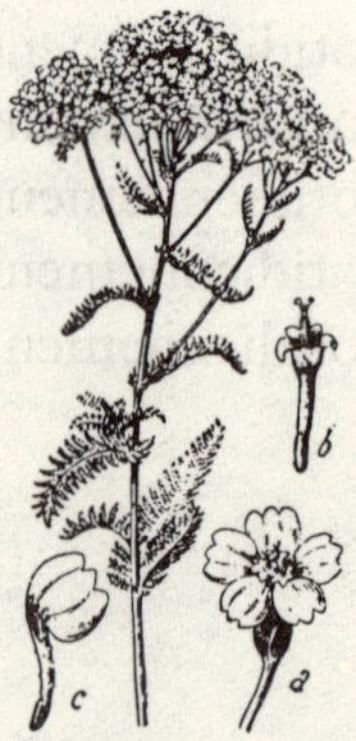

Millefeuille : *a*, fleuron composé ; *b*, fleur séparée féconde ; *c*, fleur séparée inféconde.

Conjonctivite

Toutes les préparations proposées doivent impérativement être préparées avec de l'eau distillée ou stérilisée par ébullition. De plus, il faut utiliser des compresses stériles et, si vous vous servez d'une œillère, la désinfecter en la faisant bouillir avant chaque usage.

Compresses

Plantain séché (feuilles)	100 g

Faites infuser pendant 15 minutes dans 1 litre d'eau bouillante. Filtrez. Appliquez une compresse trempée dans la préparation durant 10 minutes sur l'œil atteint.
Répétez le traitement un jour sur trois, durant 3 mois, même après guérison.

Bleuet séché (fleurs)	5 g

Dans 1/2 litre d'eau bouillie, mais refroidie, jetez les fleurs. Chauffez à feu doux jusqu'à ébullition, mais sans laisser bouillir. Laissez reposer 15 minutes puis filtrez.
Appliquez en compresses tièdes, ou avec l'œillère, deux ou trois fois par jour, jusqu'à guérison.

Les yeux sont très fragiles, c'est pourquoi il est recommandé de consulter un spécialiste si ces compresses ne font pas d'effet dès les premiers jours.

Constipation

Tisanes

- *Pour les enfants :*

Fleurs de pêcher	30 g
Feuilles de pêcher	20 g
Feuilles de rhubarbe	30 g
Chicorée entière	20 g
Ecorce de cannelle	10 g

Ecrasez le tout dans un mortier, puis faites bouillir dans 1 litre d'eau pendant 5 minutes. Laissez infuser 5 minutes et passez. Mettez au bain-marie la décoction obtenue et ajoutez du miel, autant qu'il reste de liquide. Laissez cuire pour obtenir un sirop épais. Conservez dans un récipient hermétique. Prenez-en 1 cuillère à soupe, matin et soir.
Si on peut l'avaler, il est conseillé de prendre en même temps que la cuillère de sirop, et dans la même proportion, 1 cuillère d'huile d'amande.

- *Pour les adultes :*

Bourdaine	45 g
Feuilles de séné	25 g
Menthe verte	10 g
Pariétaire	5 g
Mercuriale	15 g
Mélisse	10 g

Faites infuser 10 g de ce mélange dans un bol d'eau bouillante. Filtrez et buvez chaud, au moment du coucher.

Tisane laxative adoucissante

Fleurs de mauve	25 g
Rose pâle	50 g
Pensée sauvage	50 g
Racine de pissenlit	50 g
Citronnelle	25 g
Artichaut	50 g

Mélangez les plantes ; comptez 4 cuillères à soupe de ce mélange pour 1 litre d'eau froide. Chauffez jusqu'à ébullition, sans laisser bouillir. Laissez infuser 10 minutes. Filtrez. Conservez au frais cette tisane laxative adoucissante dont vous boirez 1 grande tasse matin et soir.

Boisson à l'argile

Au petit déjeuner, buvez 1 verre de jus d'orange frais dans lequel vous aurez délayé 1 cuillère à café d'argile verte microfinée.
Ne buvez votre thé ou votre café que quelques minutes après.

Lavement

Faites bouillir durant 15 minutes 35 g de racines de guimauve. Ajoutez ensuite 100 g d'huile ou de miel pour adoucir. Prenez ce lavement tiède.

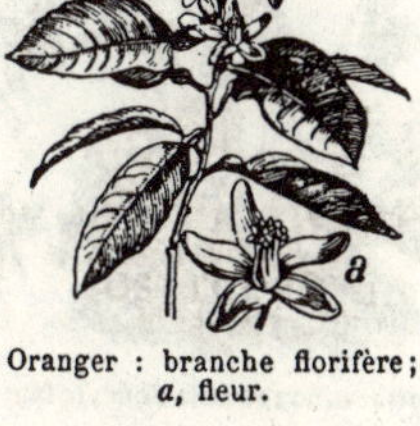

Oranger : branche florifère ;
a, fleur.

Contusions / coups / ecchymoses

Cataplasmes

Prenez gros comme le poing de mie de pain et émiettez-la dans une casserole. Ajoutez un peu de vin rouge et chauffez en malaxant pour obtenir une pâte. Ajoutez 1 cuillère à soupe d'huile d'olive et appliquez le plus chaud possible. Attendez le refroidissement et recommencez plusieurs fois dans la journée.

Battez en neige ferme, en ajoutant une pincée de sel fin, 2 blancs d'œufs. Étalez cette neige curative sur la zone douloureuse et gardez au moins 15 minutes.
Ce cataplasme est calmant et décongestionnant.

Dans un bol, mélangez moitié vinaigre (de cidre si possible) et moitié eau. Versez cette eau inaigrée sur 4 cuillères à soupe d'argile verte en poudre, jusqu'à obtenir une pâte assez épaisse qui puisse s'étaler en couche d'environ 1 à 2 cm.
Gardez jusqu'à séchage de l'argile, puis retirez doucement la couche craquelée, et rincez à l'eau vinaigrée.

N'oubliez jamais d'avoir chez vous de l'huile d'arnica, « miraculeuse » pour les bobos sans plaie.

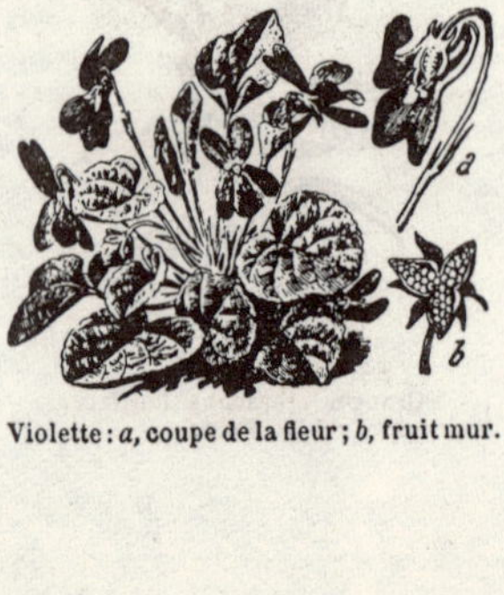

Violette : *a*, coupe de la fleur ; *b*, fruit mur.

Cor au pied

Pansement

Percez un trou dans une tomate de façon à pouvoir y entrer votre orteil atteint du cor. Bandez votre pied afin que la tomate reste bien en place (il vous faut dormir avec !). Le matin, ôtez votre pansement. Le cor sera décollé. Touchez-le précautionneusement. Vous verrez qu'il a une racine, fine comme un fil. Tirez toute la racine avec une pince à épiler. Si le cor n'est pas décollé en une nuit, recommencez la nuit suivante.

Trucs divers

Une tranche de citron en compresse, maintenue sur le cor toute la nuit, permettra un grattage aisé, le matin venu. Vous pouvez faire la même chose avec une gousse d'ail.

Pour ceux qui le peuvent, cassez une tige de figuier, et appliquez le suc laiteux qui en coule, matin et soir.

Pendant 2 jours, faites macérer les feuilles vertes d'un poireau dans du vinaigre. Appliquez jusqu'à disparition du cor.

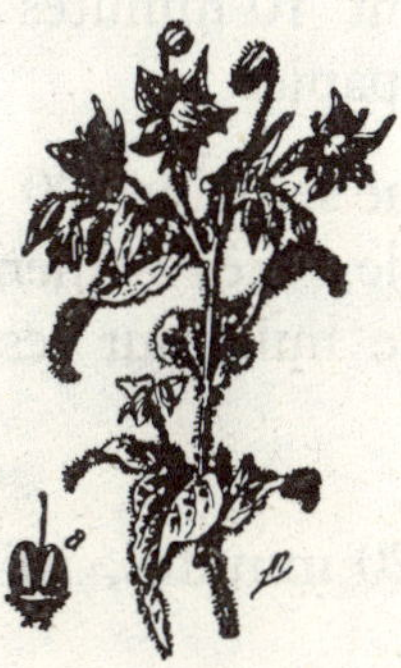

Dartres

Tisane (spéciale « teint frais »)

Mélisse	50 g
Cynorhodon	50 g
Bigaradier	50 g
Pensée sauvage	50 g
Menthe douce	50 g
Sauge	50 g

Mettez 1 cuillère à café de ce mélange dans un grand bol d'eau bouillante. Faites infuser 15 minutes et filtrez. Buvez le soir au coucher.

Huiles (hydratantes et adoucissantes)

Huile de noyau d'abricot	100 ml
Fleurs de lavande	1/2cuillère à café
Fleurs de mauve	1/2cuillère à café
Pétales de rose pâle	1/2cuillère à café

Laissez macérer les plantes dans l'huile pendant une semaine, en agitant tous les jours. Filtrez. Appliquez sur le visage par massages légers du bout des doigts. Insistez sur les dartres. Laissez pénétrer pendant 10 minutes et essuyez l'excédent avec un mouchoir de papier.

Faites macérer durant une semaine 100 g de feuilles fraîches de morelle noire (mourelle, crève-chien) dans 200 g d'huile d'olive. Appliquez cette huile sur les dartres.

Compresse
Faites bouillir, durant 20 minutes, 10 g d'écorce de bouleau dans 1/2 litre d'eau.

Appliquez des compresses sur les parties atteintes.

Masque
Dans un bol, mélangez :

1 jaune d'œuf
1 petit filet d'huile d'olive
1 cuillère à café d'huile de carotte
1 cuillère à café de crème fraîche épaisse

Appliquez sur le visage en couche fine ; recouvrez d'une gaze et conservez 15 minutes.
Pour rincer, faites l'infusion suivante :
1 cuillère à café de fleurs de bruyère
1 cuillère à café de tilleul
Faites infuser 20 minutes dans 25 cl d'eau bouillante. Filtrez et conservez au frais.

Démangeaisons

Tisane

Pensée sauvage	25 g
Bardane	50 g
Pissenlit	50 g
Vigne rouge	50 g
Houblon	50 g
Lavande	50 g
Réglisse	50 g

Comptez 4 cuillères à soupe de ce mélange pour 1 litre d'eau froide. Faites bouillir 1 minute et laissez infuser 10 minutes. Filtrez. Prenez 1 grande tasse matin et soir.

Oligo-éléments et vitamines

1 g de propolis
Huile de tournesol

Trouvez, en maison spécialisée, des comprimés naturels composés de propolis et d'huile de tournesol. Prenez-en 6 pastilles par jour.

Lotion

Prenez 10 feuilles de géranium (sur votre balcon !). Faites-les bouillir 1 heure dans 1 litre d'eau. Puis appliquez en compresses sur les zones atteintes, quatre à cinq fois par jour.

Huile « anti-démangeaisons »

Procurez-vous les produits suivants :

Huile de germe de blé	100 ml
Huile égyptienne	100 ml
Huile essentielle de cyprès	10 ml
Huile essentielle de citron	10 ml

Mélangez la totalité de l'huile de germe de blé et de l'huile égyptienne. A ce mélange ajoutez :

10 gouttes (pas plus !) d'huile essentielle de cyprès
10 gouttes (pas plus !) d'huile essentielle de citron

Appliquez deux fois par jour, sur les parties atteintes.

Attention : essayez le mélange avec une petite goutte. Vous aurez une sensation de chaleur et une rougeur passagères. Ce phénomène est tout à fait normal. Si vous ressentez une brûlure vive, renoncez.

Dents

(maux de) (*Voir Gencives*)

Trucs

Broyez du persil avec du gros sel. Faites-en une boulette que vous placez dans votre... oreille, du côté de la douleur.

Douleur d'une dent creuse : introduisez dedans un clou de girofle.

Mâchez de la racine de dentelaire, fraîche ou séchée, en gardant le plus possible le suc exprimé dans la bouche.

Mâchez de l'écorce verte de noix.

Frottez la, ou les dents douloureuses avec de l'ail.

Imbibez un coton d'alcool de menthe et placez-le dans la dent atteinte.

Pour bébé dont les dents « percent » : frottez-lui de temps en temps les gencives avec du miel de Narbonne ; cela permettra aux gencives de mieux se prêter au passage des dents.

Prenez rendez-vous de toute urgence chez un bon dentiste !

Dents
(entretien)

Brossage

Poudre de prêle	100 g
Poudre de salsepareille	100 g

Tous les matins, déposez un peu de ce mélange sur votre brosse à dents et frottez vigoureusement, de haut en bas, durant au moins 3 minutes.

Rinçage

Baies de genièvre	50 g
Baies de cynorhodon	50 g
Hysope	50 g
Sarriette	50 g
Ortie piquante	50 g

Concassez soigneusement les baies en les écrasant avec un rouleau à pâtisserie. Mélangez les plantes entières. Prenez une bonne cuillère à soupe pour un bol d'eau bouillante et laissez infuser 10 minutes.
Rincez-vous la bouche avec cette préparation tous les soirs au coucher.

Prévention des caries

Alcool à 90° ou eau-de-vie de pomme	1 litre
Origan	25 g
Romarin	25 g
Thym	25 g
Clous de girofle	6 unités

Laissez macérer ce mélange dans un récipient bouché (bouteille) durant 10 jours, en remuant vigoureusement tous les jours.
Filtrez, en pressant fortement les plantes.
En cas de douleurs dentaires, rincez-vous la bouche avec un verre de cette préparation, coupée d'eau par moitié.

Dépression/angoisse

Tisanes

Faites infuser pendant 10 minutes 4 cuillères à soupe de ce mélange dans 1 litre d'eau bouillante. Filtrez et conservez au frais. Réchauffez avant de boire.
Cette tisane est calmante et décontractante.

Menthe douce (feuilles)	30 g
Sauge (feuilles)	30 g
Carvi (semences)	20 g
Fenouil (semences)	20 g
Angélique (racines)	40 g
Mille-feuille (plante entière)	20 g
Alchémille (sommités)	20 g

Mettez 1 cuillère à soupe de ce mélange dans une grande tasse d'eau froide. Portez à ébullition et éteignez le feu dès que l'eau commence à frémir. Couvrez et laissez infuser 10 minutes. Buvez chaud après les repas de midi et du soir.
Cette tisane est dynamisante et calmante à la fois.

Elixir anti-déprime

Xérès demi-sec	1 litre
Gentiane (racine)	15 g
Cannelle (écorce)	30 g
Angélique (racine)	15 g

Laissez macérer le tout 10 jours au soleil, puis filtrez. Buvez 1 verre en apéritif avant le repas du soir.

Sucre aux essences

Huile essentielle de camomille	2 ml
Huile essentielle de lavande	5 ml
Huile essentielle de sauge	3 ml

Deux gouttes de ce mélange d'huiles essentielles sur un morceau de sucre... « et ça repart », comme on dit. Vous pouvez renouveler cette douceur trois fois dans la journée. Attention : pas plus de trois !

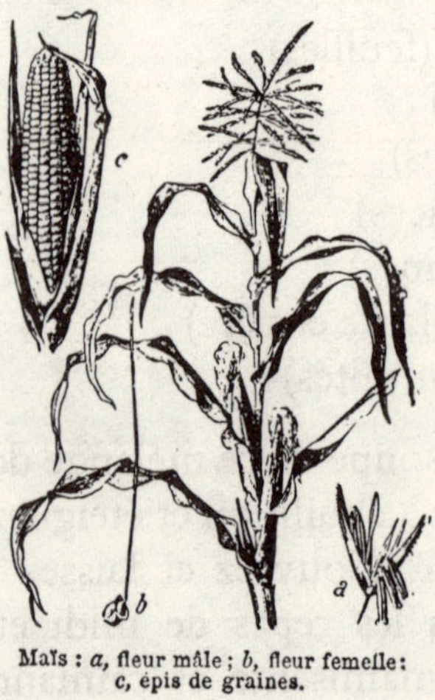

Maïs : *a*, fleur mâle ; *b*, fleur femelle : *c*, épis de graines.

Dermatose

Cure de baies de genièvre

Pendant 10 jours, croquez 1, puis 2, puis 3... jusqu'à 10 baies de genièvre. Les 10 jours suivants, redescendez progressivement de 10 à 1 baie par jour.

Pour compléter l'action de ce traitement, buvez tous les jours une grande tasse de décoction de bois ou d'aiguilles de genévrier.

Régime végétarien dissocié

Préparez-vous en jeûnant pendant 2 jours complets (buvez seulement de l'eau) avant de commencer :

1e jour : carottes cuites à la vapeur
2e jour : chou vert cuit à la vapeur
3e jour : radis noir cru
4e jour : carottes crues, râpées, avec un peu d'huile de soja
5e jour : artichaut cuit
6e jour : haricots verts, frais, cuits
7e jour : carottes crues râpées
8e jour : salade crue (scarole, romaine, frisée...)
9e jour : pommes de terre cuites à l'eau
10e jour : poireaux cuits à l'eau
11e jour : carottes cuites à la vapeur

Tous ces légumes peuvent être mangés à volonté.

Lotion + tisane

Bec de grue	30 g
Absinthe	30 g

Laissez bouillir le mélange dans 1 litre d'eau bouillante, durant 10 minutes. Puis lotionnez une fois par jour les zones à traiter.
Dans le même temps, préparez la tisane suivante :

Salsepareille (racine)	30 g
Carline (racine)	30 g
Chicorée (racine)	30 g
Pissenlit (racine)	30 g
Alchémille (feuilles)	40 g
Bourrache (feuilles)	40 g
Saponaire	40 g

Prenez une bonne poignée du mélange pour 1 litre d'eau froide. Portez doucement à ébullition et laissez bouillir 3 minutes. Filtrez. Conservez au réfrigérateur.
Buvez, froid, 3 tasses par jour.

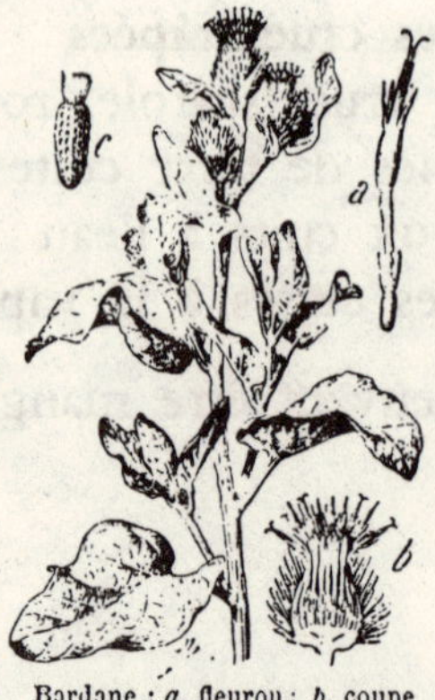

Bardane : *a*, fleuron ; *b*, coupe du capitule ; *c*, graine.

Diarrhées

Trucs

Faites bouillir 1 cuillère à soupe de riz, durant 1/2 heures, dans 1 litre d'eau. Filtrez. Buvez 1 verre toutes les demi-heures.

Laissez macérer toute la nuit 1 cuillère à café de graines de coing concassées, dans un verre d'eau minérale.
Buvez le matin, à jeun.

Mangez des bouillies de millet ou de la banane écrasée dans l'eau de cuisson du riz.

Friction

Huile d'amandes douces	125 ml
Huile essentielle de carvi	6 g

Frictionnez le ventre, en tournant dans le sens contraire des aiguilles d'une montre.

Tisane

Salicaire	35 g
Simaruba	20 g
Vigne rouge	10 g
Pavot	10 g
Aigremoine	15 g
Écorces de grenade	20 g

Faites bouillir 1 cuillère à soupe du mélange dans 1 litre d'eau, durant 5 minutes.
Buvez 1 tasse cinq ou six fois par jour.

Sirop

Faites cuire des coings, puis pressez-les fortement dans un linge et remettez à cuire le jus obtenu avec 2 fois son poids de sucre blanc. Dès que vous obtenez une consistance de sirop, arrêtez la cuisson.

Pour stopper la diarrhée, prenez 3 cuillères de ce sirop de coing.

Digestion

(mauvaise)

Tisane

Anis (semence)	25 g
Gentiane (racine)	25 g
Réglisse	25 g
Basilic	25 g
Guimauve (racine)	25 g
Romarin	25 g

Comptez 4 cuillères à soupe de ce mélange pour 1 litre d'eau froide. Portez à ébullition, sans laisser bouillir. Laissez infuser 10 minutes et filtrez. Buvez 1 tasse de cette tisane avant les repas.

Pour accompagner cette tisane digestive, prenez 3 comprimés avant chaque repas, d'un complexe à base de thym. Cela stimulera activement vos fonctions digestives.

Vin digestif

Centaurée	10 g
Mille-feuille	10 g
Absinthe	10 g
Orange amère (racines)	10 g
Gentiane (racines)	10 g

Faites macérer ce mélange durant 15 jours dans 1 litre de bordeaux blanc. Agitez la bouteille régulièrement. Filtrez. Buvez, avant les repas, comme un apéritif, à raison d'un verre à chaque prise.

Miel de chou

Après chaque repas, prenez 1 cuillère à café de miel de chou, sur laquelle vous versez 1 goutte d'huile essentielle de marjolaine et 1 goutte d'huile essentielle de carvi.

Laissez pénétrer les huiles essentielles dans le miel durant quelques minutes, puis gardez en bouche 15 secondes au moins avant d'avaler.

Truc

Pour améliorer votre digestion, mâchez un morceau de vanille après les repas. Sucer le suc, mais n'avalez pas la gousse.

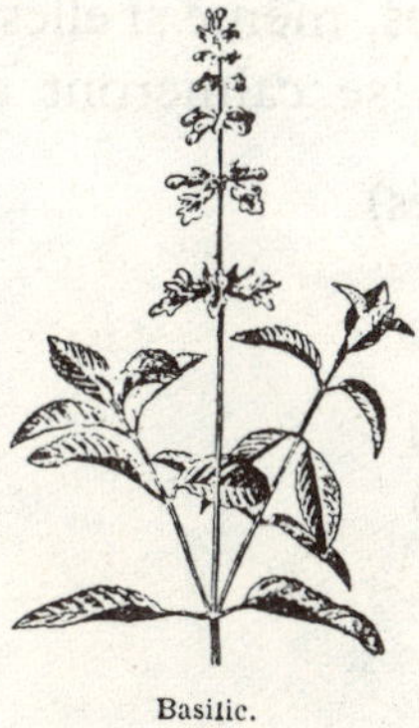

Basilic.

Dos
(mal de)

Lotion

Huile essentielle de cyprès	1 g
Huile essentielle de camomille	2 g
Huile essentielle d'origan	3 g
Huile essentielle de térébenthine	6 g
Teinture de gingembre	60 g
Alcoolat *fioraventi* Q.S.P.*	250 ml

Frictionnez les zones douloureuses avec ce mélange, de préférence le soir ; et restez bien au chaud après.

*Préparation très ancienne des apothicaires (Moyen Age) pour calmer les douleurs musculaires (macération de plantes inscrite au Codex — bréviaire des pharmaciens — et vendues en pharmacie).

Tisane

Les douleurs articulaires, même si elles ne sont pas localisées à la colonne vertébrale, se calmeront avec cette tisane :

Serpolet (sommités)	30 g
Prêle (plante)	30 g
Frêne (feuilles)	20 g
Chiendent (racine)	20 g
Paliure (semences)	20 g
Fraisier (racine)	15 g
Patience (racine)	15 g
Olivier (feuilles)	25 g

Dans 1 litre d'eau froide, laissez reposer 4 cuillères à soupe du mélange. Le matin, portez à ébullition, sans faire bouillir. Filtrez. Buvez en deux jours. Par exemple, le matin à jeun, 1 heure avant le repas de midi et 1 heure avant le repas du soir. De toutes façons, buvez-le loin des repas.

Douche

Très chaude, commencez la douche par la région lombaire et le haut des fessiers en montant, d'abord à droite, puis à gauche, en tournant dans le sens des aiguilles d'une montre. Lorsque cette région devient très rouge, montez progressivement le long de la colonne vertébrale, d'abord à droite, puis redescendez rapidement jusqu'à la région lombaire. Recommencez à gauche.

Lorsque le dos est bien souple, appliquez la douche pendant 2 minutes à la base de la nuque. Redescendez ensuite le long des vertèbres.

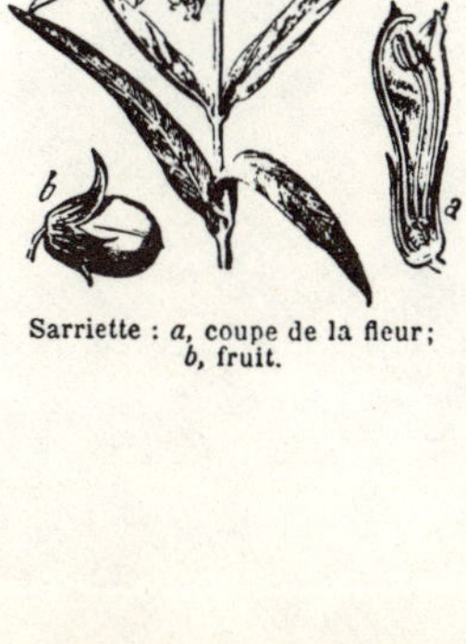

Sarriette : *a*, coupe de la fleur; *b*, fruit.

Durillons

(voir cor au pied)

Bain de pieds

Guimauve	50 g
Mauve	50 g
Bouillon-blanc	50 g
Sureau	50 g

Prenez 2 grosses poignées du mélange obtenu, ajoutez 2 litres d'eau froide, et faites bouillir 10 minutes. Ajoutez la quantité d'eau nécessaire pour faire un bain de pieds. Elle doit être chaude. Trempez-vous les pieds dans cette décoction pendant 15 minutes (en y laissant les plantes). Après ce bain, frottez le durillon avec une pierre ponce ; il disparaîtra.

Achetez en magasin spécialisé ou trouvez sur de vieux murs une plante nommée chélidoine. Cassez la tige de cette herbe et frottez votre durillon avec la sève qui s'en échappe. Recommencez l'opération jusqu'à la disparition du durillon.

> Attention : le liquide étant extrêmement corrosif, ne débordez en aucun cas sur la partie saine de la peau qui serait attaquée elle aussi.

Eczéma

Lotions

Faites fondre 1 cuillère à soupe de gros sel dans 1 litre d'eau, puis faites bouillir 10 minutes. Laissez reposer et filtrez au travers d'un linge fin.
Deux fois par jour, avec une gaze imbibée, humectez les parties malades et laissez sécher à l'air libre.

Dans 1/2 litre d'eau bouillie, jetez 50 g de feuilles et d'écorce de bouleau mélangées, plus 20 g de feuilles de sauge. Laissez macérer pendant 2 heures, puis filtrez. Après la toilette, nettoyez-vous la peau avec un coton imbibé de ce mélange.

Tisane

Salsepareille grise	25 g
Salsepareille rouge	20 g
Racines de pissenlit	20 g
Racines de patience	15 g
Racines d'orties	15 g
Racines de houx	10 g
Racines de bardane	20 g
Racines de saponaire	10 g

Faites bouillir chaque jour 10 g de ce mélange finement haché, pendant 5 minutes, dans 1 litre d'eau. Buvez le litre de tisane dans la journée, 1 tasse à chaque fois.

Cataplasme

Faites cuire dans du lait des feuilles de bardane, jusqu'à ce que l'herbe forme une bouillie. Appliquez-en sur les endroits malades en cataplasmes très chauds. N'enlevez le cataplasme que lorsque celui-ci sera froid.

Bains

Faites infuser 100 g de fleurs de camomille pendant 10 minutes, dans 15 litres d'eau. Filtrez et ajoutez à votre bain chaud (38 à 42 °).

Vous pouvez aussi prendre le bain suivant : dans 1 litre d'eau, faites bouillir 5 minutes 100 g de géranium robertin. Laissez infuser 10 minutes, filtrez et ajoutez au bain chaud.

Vous pouvez aussi faire bouillir dans 3 litres d'eau, 500 g de son de seigle et 500 g de son de blé, durant 10 minutes. Ajoutez cette préparation à l'eau du bain.

Plusieurs guérisseurs nous ont parlé de la médaille d'étain ; contentez-vous de porter une médaille d'étain à même la peau Il semble que l'étain ait un pouvoir pour lutter contre les maladies de peau, particulièrement contre l'eczéma.

D'une manière générale, surveillez votre alimentation. Évitez les excès et les déséquilibres. Votre thérapeute vous aidera à définir l'équilibre alimentaire qui peut être le vôtre.

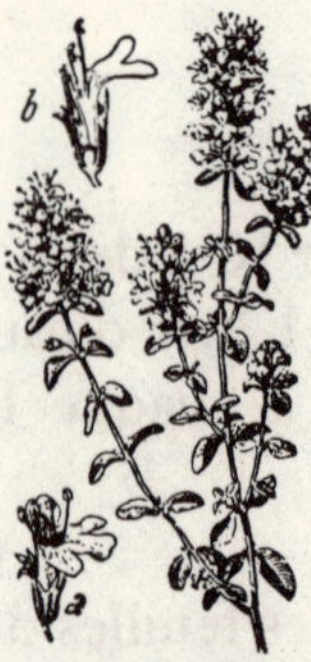

Serpolet: *a*, fleur;
b, coupe de la fleur

Elongations/claquages/ accidents musculaires

Tisane reminéralisante

Prêle	50 g
Lamier blanc	50 g
Hibiscus	50 g
Lavande	25 g
Sauge	25 g
Romarin	50 g
Houblon	50 g

Jetez 4 cuillères à soupe de ce mélange dans 2 litres d'eau froide ; portez à ébullition sans laisser bouillir. Laissez infuser 10 minutes, filtrez, et buvez 2 grandes tasses par jour (une le matin et une le soir).

Cataplasme d'urgence

Poudre de prêle	50 g
Argile verte en poudre	100 g

Mélangez avec de l'eau tiède pour obtenir une pâte épaisse. Ajoutez à la pâte le mélange suivant :

Huile hyperoxygénée	20 ml
Huile essentielle d'origan	20 gouttes
Huile essentielle de romarin	20 gouttes

Etendez la pâte sur un papier d'aluminium, sur 5 mm d'épaisseur. Appliquez sur la zone douloureuse et maintenez en place toute la nuit.

Petit déjeuner

4 cuillères à café de fromage à 0 %
2 cuillères à café d'huile de tournesol première pression à froid
1 cuillère à café d'amandes pulvérisées
1 cuillère à café de poudre de germe de blé
Le jus d'un demi-citron.

Mixez le tout et prenez cette délicieuse crème le matin ; tous les éléments dont ont besoin vos muscles y sont présents : potassium, calcium, sodium, magnésium, fer...

Attention : il est indispensable de supprimer les plats en sauce, les gâteaux au chocolat, les bonbons, etc.

Tisane pour favoriser l'élimination

Reine-des-prés (fleurs)	25 g
Sureau (fleurs)	50 g
Oranger (pétales)	25 g
Lierre terrestre (plantes)	50 g
Prêle (plante)	50 g
Bouillon-blanc (fleurs)	50 g
Camomille (fleurs)	25 g
Menthe douce (feuilles)	25 g

Jetez 1 bonne cuillère à soupe de ce mélange dans 1 litre d'eau bouillante. Laissez infuser 10 à 15 minutes et filtrez. Ajoutez, si nécessaire, 1 cuillère à café de miel de romarin, et buvez chaud à raison de 2 grands bols par jour (le matin à jeun et le soir, une heure après le repas).

Bain

Huile égyptienne
Huile essentielle de térébenthine
Agents dispersants naturels*

Versez 3 cuillères à soupe de ce mélange dans un bain à 38-40° . Restez dans le bain durant 15 minutes environ puis douchez-vous les jambes à l'eau froide, tous les jours. Vous retrouverez souplesse, agilité, dynamisme.

* Produit qui permet de disperser les huiles essentielles de façon à bien les mélanger à l'eau du bain.

Voici maintenant pour le cas de crampes après un effort :

Tisanes

- *Dans la journée :*

Frêne (feuilles)	50 g
Cynorhodon	50 g
Reine-des-prés	50 g

Comptez 1 cuillère à soupe de ce mélange pour 1 grande tasse d'eau froide (3 tasses dans 1 litre). Portez à ébullition sans laisser bouillir. Faites infuser 10 minutes. Buvez tiède ou froid, en sucrant avec 1 cuillère à café de miel de romarin, le matin à jeun ou à midi avant le repas.

- *Le soir :*

Camomille romaine (fleurs)	25 g
Bigaradier (feuilles)	25 g
Sauge (feuilles)	50 g

Dans 1 tasse d'eau bouillante de 25 cl jetez 2 cuillères à café de ce mélange. Laissez infuser 10 minutes, et buvez chaud 1 tasse le soir au coucher.

Ces deux tisanes sont à utiliser en même temps. Buvez 2 tasses de la première, le matin 1 tasse de la seconde, le soir

Friction

Eau-de-vie	1 litre
Romarin	20 g
Piment de Jamaïque	2 unités

Laissez macérer le tout durant 21 jours à la lumière du jour. Filtrez. Puis ajoutez :

Huile essentielle de thym	5 ml
Huile essentielle de cyprès	5 ml

> Attention : agitez le flacon avant l'emploi, et surtout ne vous exposez pas au soleil après, vous risqueriez de voir apparaître des taches brunes sur votre peau.

Empoisonnement

(Voir Intoxication alimentaire)

Jus de légumes dépuratif

1 botte de cresson de culture
4 carottes
1 botte de persil

Passez les légumes au mixer et recueillez le jus, que vous conserverez au réfrigérateur. Buvez cette préparation à raison d'un verre, trois fois par jour.

Lait aillé

1 litre de lait frais entier
1 gousse d'ail

Coupez la gousse d'ail en petits morceaux que vous incorporerez au litre de lait. Faites chauffer à petit feu pendant 1/2 heure (aidez-vous d'un anti-monte lait, trouvable en droguerie). Laissez refroidir 1 heure, et filtrez.
Buvez ce lait à raison d'un verre à apéritif toutes les heures (si vous le pouvez !).
Respectez aussi une bonne diète de 2 jours. Elle aura le meilleur effet sur votre organisme.

Décoction dépurative

Fumeterre (plante entière)	20 g
Chirorée (racine)	20 g
Tormentille (racine)	20 g
Verge d'or (plante entière)	10 g
Marrube blanc (sommités)	10 g

Dans 1 litre d'eau froide, jetez 4 cuillères à soupe de ce mélange. Amenez à ébullition sans laisser bouillir. Filtrez. Buvez toute la décoction dans la journée.
Si besoin est, sucrez avec du miel de thym

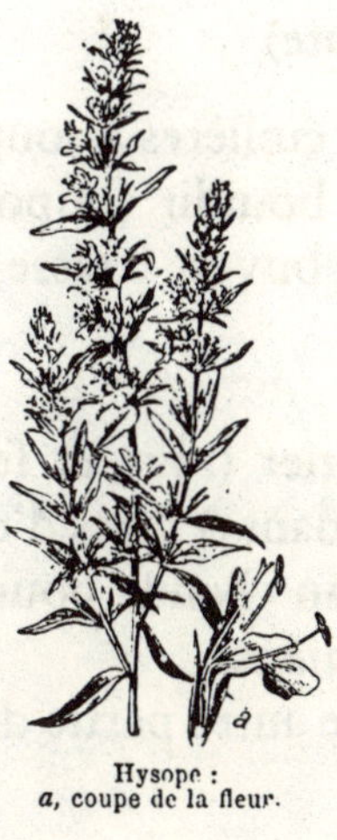

Hysope :
a, coupe de la fleur.

Engelures

Régime

Trouvez en maison de diététique des capsules d'huile de foie de poisson, riches en vitamines A et D. Prenez-en 3 par jour pendant 1 mois ; de plus, composez quotidiennement une salade en choisissant parmi les produits suivants :
Radis noir, radis rose, pousse de soja, salade verte, cresson, huile d'olive et citron.

Tisane

En plus de votre cure vitaminée, préparez cette tisane :

Fraisier (feuilles)	50 g
Sauge (feuilles)	50 g
Romarin (feuilles)	50 g
Prêle (plante)	100 g
Lierre terrestre (plante)	50 g
Vigne rouge (feuilles)	50 g
Verveine (feuilles)	50 g
Ortie blanche (plante)	50 g

Pour 2 tasses, prenez 4 cuillères à soupe du mélange. Portez à ébullition, sans laisser bouillir (important !). Laissez infuser 10 minutes, filtrez, et buvez 1 tasse matin et soir.

Bain

Découpez un céleri entier (rave et feuilles), que vous faites bouillir à feu très doux dans 3 litres d'eau pendant 20 minutes. Ajoutez la quantité d'eau chaude pour un bain de pieds ou de mains. Durée : 15 minutes.
Si l'engelure touche une autre partie du corps, utilisez l'eau en compresses.

Cataplasmes

Les cataplasmes de navet bouilli calment très bien les démangeaisons dues aux engelures.

Les cataplasmes de pommes de terre crues et râpées sont également un excellent remède.

Compresse
Faites bouillir pendant 2 minutes, dans un peu d'eau (une tasse à café), 1 cuillère d'écorce de chêne et laissez infuser 5 minutes. Filtrez.
Appliquez trois fois par jour une compresse chaude, en maintenant en place 10 minutes.

Entorse

Friction

Teinture mère d'arnica	100 ml
Huile essentielle de romarin	15 ml
Huile essentielle de gingembre	10 ml

Massez doucement l'articulation avec ce mélange. Pour la nuit, préparez une compresse imbibée de cette solution et gardez-la jusqu'au matin.

Cataplasme

Douce-amère	40 g
Pâquerette	20 g
Verveine officinale	20 g
Tanaisie	20 g

Faites bouillir 1 cuillère à soupe de ce mélange dans un peu d'eau (une tasse à café), pendant 5 minutes. Filtrez. Ajoutez à l'eau du son, jusqu'à obtenir une pâte épaisse. Appliquez en cataplasme.

Bains

Mettez un peu d'eau froide dans une cuvette et ajoutez-y tous les glaçons de votre réfrigérateur. Baignez l'articulation douloureuse pendant un quart d'heure.

Trempez l'articulation dans un bain d'eau dans laquelle vous aurez fait dissoudre deux poignée de gros sel. Tous les sportifs vous diront que c'est là le truc le plus connu contre les entorses.

Fatigue

Bain

Huile essentielle de romarin	15 ml
Huile essentielle de verveine	5 ml
Huile essentielle de sauge	5 ml
Huile de noyau hydrogénée codex*	30 ml
Huile de pépins de raisin	50 ml

Ajoutez 2 cuillères à soupe de cette solution à votre bain. Celui-ci devra durer 10 minutes (pas plus) et être suivi impérativement d'une douche froide des jambes.

*Produit qui permet de disperser les huiles essentielles de façon à bien les mélanger à l'eau du bain.

Sirop

Dans 1 litre d'eau, faites macérer 100 g de feuilles de menthe. Ajoutez 2 kilos de sucre pour obtenir le sirop. Prenez-en 1 cuillère à soupe, trois fois par jour.

Durant 2 semaines, faites macérer 40 g de fleurs de lavande dans 1 litre d'huile d'olive. Le matin au lever et le soir au coucher, prenez 10 gouttes de cette huile sur un sucre.

Tisane

Sommités de romarin	35 g
Sommités de serpolet	30 g
Sommités de marjolaine	25 g
Racines de gentiane	20 g
Racines de genièvre	20 g
Feuilles de fraisier	25 g
Ecorce de fraxinelle	25 g
Fumeterre	35 g

Dans 1 litre d'eau, portez à ébullition (sans faire bouillir !) 5 cuillères à soupe de ce mélange. Couvrez et laissez infuser 10 minutes. Buvez à jeun le matin, 1 heure avant le repas de midi et 1 heure avant celui du soir.

Vin tonique

Racine de gentiane	10 g
Racine d'angélique	10 g
Écorce d'orange	5 g
Baies de myrte	5 g
Vin rouge (biologique)	1 l

Chauffez très doucement le vin et les plantes jusqu'à ébullition (sans laisser bouillir). Laissez reposer 2 heures, filtrez, et ajoutez 2 morceaux de sucre non raffiné. Buvez 1 verre avant le repas du soir.

Fatigue des jambes

Bain

Huile essentielle de cyprès	10 ml
Huile essentielle de romarin	5 ml
Huile essentielle de citron	5 g
Huile de noyau hydrogénée	30 ml
Huile de pépins de raisin codex	50 ml

Dans un bain chaud (36 à 40°), mélangez 3 cuillères à soupe de cette préparation. Après 10 minutes de ce bain, prenez une douche froide des jambes entières. Reposez-vous ensuite au moins 1 heure, au chaud et les jambes surélevées.

Tisane

Feuilles de cyprès	30 g
Feuilles de vigne rouge	30 g
Feuilles de noyer	30 g
Feuilles de tilleul	20 g
Feuilles d'aubépine	20 g
Feuilles de gui	20 g
Feuilles d'armoise	20 g
Feuilles de pervenche	20 g

Dans 1 litre d'eau froide, mélangez 4 cuillères à soupe de cette préparation. Puis faites chauffer, et portez à ébullition 30 secondes seulement. Laissez infuser 10 minutes et filtrez. Buvez en trois fois, dans la journée, loin des repas.

Truc

Sur une feuille d'aluminium, disposez des rondelles d'oignons frais sur toute la surface. Allongez la jambe dessus et entourez-la avec le papier et l'oignon sur toute la surface de la jambe. Faites la même chose pour l'autre jambe. Par ailleurs, enfilez une chaussette dont vous aurez préalablement rempli le fond de rondelles d'oignons. Il est important d'en avoir une couche épaisse sous le pied. Certes, l'odeur n'est pas agréable, mais le résultat est garanti !

Pilez, dans une mortier, 2 gousses d'ail, 1 feuille de laitue et 2 cuillères à soupe de beurre frais. Constituez ainsi une pommade dont vous vous masserez, chaque soir, les pieds et les jambes en remontant jusqu'aux genoux.

Fatigue sexuelle

Bain

Huile essentielle de romarin	15 ml
Labrafil codex★ (pharmacie)	25 ml
Huile de pépins de raisin	60 ml

Dans un bain à 40°, ajoutez 3 cuillères à soupe de ce mélange et détendez-vous un bon quart d'heure.

★Produit qui permet de disperser les huiles essentielles de façon à bien les mélanger à l'eau du bain.

Tisane

Racines de salsepareille	200 g
Feuilles de berce séchées	100 g
Poudre de gingembre	50 g

Dans 1/2 litre d'eau, faites bouillir pendant 10 minutes 2 cuillères à soupe de racines de salsepareille. Feu éteint, rajoutez 1 cuillère à soupe de feuilles de berce et laissez infuser 10 minutes. Filtrez. Buvez 3 verres par jour entre les repas, en ajoutant au dernier moment 1/2 cuillère à café de poudre de gingembre.

Fatigue des yeux

Cataplasme

Pour soulager les yeux fatigués par une longue route, par une grande veille, des révisions d'examens, etc ·

Mie de pain complet - lait tiède - un jaune d'œuf.
Mélangez ces trois ingrédients jusqu'à obtenir une pâte épaisse, légèrement humide ; appliquez-la tiède sur les yeux.

Pour les yeux fatigués qui gonflent, qui ont des poches..
Râpez une pomme de terre crue, très finement. Appliquez immédiatement et largement sur les yeux ainsi que sur tout le contour. Laissez en place 15 minutes.

Compresses
Pour les yeux qui rougissent facilement à la fatigue

Mauve (fleurs)	30 g
Camomille (fleurs)	30 g
Bleuet (fleurs)	30 g

1 cuillère à soupe pour 1 tasse d'eau bouillante (surtout ne pas faire bouillir les plantes). Laissez infuser 10 minutes.
Filtrez et appliquez en compresses tièdes pendant 20 minutes.

Foie
(congestion du)

Tisanes

Racines de fragon	25 g
Racines de patience	20 g

Faites macérer 1 heure dans 1 litre d'eau froide ce mélange finement haché. Ensuite, faites bouillir pendant 10 minutes. Feu éteint, ajoutez 30 g de feuilles d'artichaut, 10 g de feuilles de boldo, 30 g de feuilles de menthe pouliot et 20 g de feuilles de scolopendre. Laissez infuser 5 minutes et filtrez. Sucrez au miel.

Toutes les 12 semaines, prenez tous les jours pendant une semaine : 1 bol matin et soir, au lever et au coucher, plus 1 verre à vin avant chaque repas.

Romarin (feuilles)	50 g
Bouleau (feuilles)	50 g
Menthe douce (feuilles)	50 g
Artichaut (feuilles)	50 g
Citron (écorce)	50 g
Sauge (feuilles)	50 g

Mélangez les plantes et jetez 4 cuillères à soupe du mélange pour 1 litre d'eau froide. Portez doucement à ébullition, sans laisser bouillir. Couvrez dès les premiers bouillonnements, et laissez infuser 10 minutes. Filtrez.
Buvez en quatre fois, dans la journée, loin des repas.

Cure

Faites trois cures d'un mois par an, de jus de radis noir ;

prenez-en une ampoule ou un demi-verre tous les matins, à jeun. Il n'y a pas de meilleur draineur de la vésicule et du foie. De plus, mangez régulièrement et en grande quantité des artichauts. Si vous les mangez cuits, gardez l'eau de cuisson pour faire des potages ; riche en sels minéraux, elle stimulera votre vésicule biliaire.

Régime

Ne composez pas un menu sans au moins un des aliments ci-après · avocats, asperges, aubergines, céleri, épinards, haricots verts, oseille, persil, cresson, prunes, fraises, oranges, pain complet, laitages, fruits frais, salades ; tous aideront le foie dans sa tâche.

Froid
(coup de)

Dès les premiers frissons et la première toux, n'hésitez pas à vous faire ce bouillon.

Bouillon

Navets	50 g
Carottes	50 g
Cerfeuil	une poignée
Lait entier	un litre

Hachez menu navets, carottes et cerfeuil. Portez à ébullition dans le lait et laissez reposer 10 minutes. Filtrez. Buvez chaud, 1 tasse toutes les heures, pendant une journée.

Bain de pieds

Une cuvette d'eau chaude à 42°
3 cuillères à soupe de savon noir

Laissez le savon se dissoudre dans l'eau quelques instants et trempez vos pieds pendant 10 minutes. Tout au long du bain, rajoutez de l'eau afin de maintenir une chaleur constante, voire supérieure : vos pieds doivent atteindre le rouge écarlate. Puis essuyez-les avec le plat de la main (pas de serviette !) et couchez-vous bien au chaud.

Furoncle/Abcès/Panaris

A partir du moment où le furoncle est apparu, il faut le faire mûrir pour permettre l'évacuation du pus. Il faudra donc utiliser des compresses ou des cataplasmes chauds.
En voici trois exemples très simples :

Cataplasme d'oignon
Un oignon cuit au four jusqu'à ce qu'il soit bien mou, et appliqué très chaud sur un furoncle, le fait mûrir en 48 heures. Il faut garder ce cataplasme en place au moins 20 minutes et le renouveler fréquemment.

Cataplasme de mie de pain
Préparez une infusion de mauve avec 1 cuillerée à soupe de fleurs de mauve infusées pendant 10 minutes dans 1/2 tasse d'eau bouillante.
Ajoutez 1/2 tasse de lait chaud et servez-vous de ce mélange pour imprégner de la mie de pain.

Appliquez ensuite cette pâte souple très chaude sur le furoncle et maintenez-la en place jusqu'à refroidissement.
Renouvelez l'application deux à trois fois par jour jusqu'à ce que l'abcès perce.

Compresse

Douce-amère	20 g
Lierre terrestre	20 g
Pâquerettes	20 g
Fleurs de sureau	20 g
Guimauve	20 g

Faites infuser dans 1 tasse d'eau, durant 10 minutes, 1 cuillère à soupe de ce mélange. Puis appliquez la compresse imbibée trois fois, matin et soir, durant 5 minutes.

Tisane

Racines de bardane	40 g
Salsepareille rouge	35 g
Véronique	15 g
Menthe blanche	10 g

Faites bouillir 3 cuillères à soupe de ce mélange dans 1,5 litre d'eau. Laissez réduire à 1 litre. Buvez le litre ainsi obtenu dans la journée.

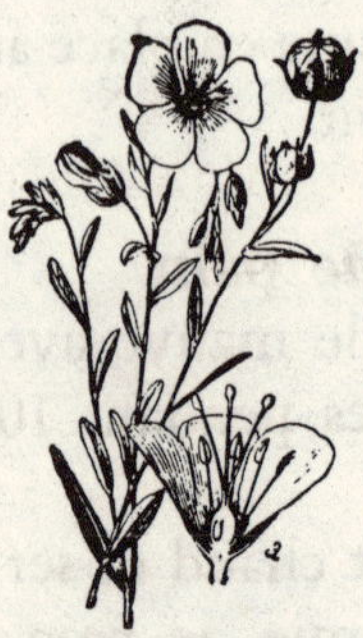

Lin : *a*, coupe à fleur.

Gencives (douloureuses)

(*Voir Dents*)

Chewing-gum

Mâchez matin et soir, pendant 5 minutes, des tiges et feuilles de cresson, en prenant soin de bien mastiquer et de bien saliver ; ainsi vos douleurs et saignements s'estomperont rapidement, car le cresson permet un apport en sels minéraux, vitamines et principes cicatrisants.

Bain de bouche

Sauge (feuilles)	50 g
Ronce (feuilles)	50 g

Pour 1 grande tasse d'eau froide, prenez 2 cuillères à soupe du mélange. Faites bouillir 2 minutes et infuser 10 minutes. Filtrez et ajoutez 10 gouttes de citron.
Utilisez cette décoction en rinçage de bouche deux fois par jour.

Truc

Tous les matins, à jeun, mâchez doucement 1 cuillère à soupe de lait en poudre non écrémé. Prenez la poudre de lait petit à petit dans la bouche, en mastiquant bien.
Et ne croyez pas que les recettes les plus simples soient les moins efficaces !

Gerçures

Enduit

Mettez 100 g de pétales de rose, de la variété dite « roses à cent feuilles », dans 50 g de saindoux pur porc. Faites cuire le tout, à petit feu, pendant 1/2 heure, puis versez dans un pot. Enduisez-vous le plus souvent possible avec cette pommade. N'oubliez pas non plus le célèbre beurre de cacao !

Gorge
(maux de)

Gargarisme

Fleurs d'arnica	10 g
Feuilles de sauge	10 g
Feuilles de ronce	10 g
Feuilles de sanicle	10 g
Feuilles d'hysope	10 g
Guimauve	10 g

Dans 1 litre d'eau, faites bouillir pendant 15 minutes. Filtrez, sucrez au miel et gargarisez-vous dès les premières gênes.

Tisane

Fleurs d'arnica	5 g

Feuilles de ronce	10 g
Fenouil	5 g

Dans 1 tasse d'eau bouillante, faites infuser ce mélange pendant 5 minutes. A boire trois fois par jour.

Truc

Durant 3 jours, mangez *exclusivement* des pommes très mûres et râpées. Prenez bien soin de les éplucher et d'enlever trognon et pépins. Vous pouvez en manger autant que vous le voulez : de 1 à 2 kilos en une journée.

Pour une meilleur effet, buvez aussi la décoction suivante

Remplissez la moitié d'une grande casserole de pommes coupées en tranches et non pelées. Ajoutez de l'eau, et laissez bouillir pendant 5 minutes à petits bouillons. Filtrez et buvez cette décoction froide tout au long de la journée.

La pomme est fébrifuge, laxative, diurétique et calmante : une vraie panacée !

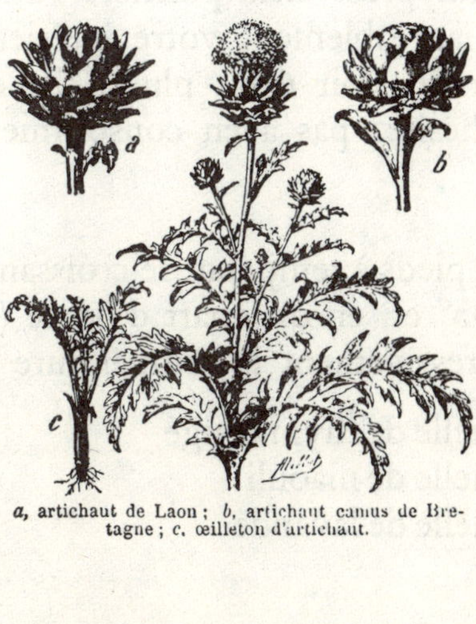

a, artichaut de Laon ; *b*, artichaut camus de Bretagne ; *c*, œilleton d'artichaut.

Gripe

Tisane

Thym	20 g
Buis	10 g
Bourrache	10 g
Primevère	10 g
Marjolaine	20 g
Hysope	20 g
Bouillon-blanc	10 g

Dans 1 litre d'eau bouillante, faites infuser 4 cuillères à soupe de ce mélange, durant 10 minutes. Sucrez au miel, et buvez le tout, en plusieurs prises, dans le courant de la journée.

Trucs

Sur votre cuisiniere, laissez bouillir de l'eau contenant du thym et de l'eucalyptus. Cela purifiera l'atmosphère, et de plus, parfumera agréablement votre intérieur.
Par ailleurs, le radis noir étant plus riche que l'orange en vitamines C, n'hésitez pas à en consommer.

Bain
Faites un bain de pieds à température croissante : commencez avec de l'eau à 35° et, en un quart d'heure (durée du bain), augmentez progressivement la température jusqu'à 45°.

Huile essentielle de thym rouge	5 ml
Huile essentielle de niaouli	5 ml
Huile essentielle de lavande	5 ml

Labrafil codex	15 ml
Huile de pépins de raisin	30 ml

Avec 3 cuillères à soupe de ce mélange dans votre bain de pieds, vous serez étonné du résultat !

Hémorroïdes

Bain

Huile essentielle de cyprès	10 ml
Huile essentielle de marjolaine	5 ml
Base hydrodispersante	30 ml
Huile végétale	50 ml

Trois fois par semaine, prenez un bain chaud avec 2 cuillères à soupe de cette préparation. Il doit être le plus chaud possible et suivi d'une douche froide et rapide des jambes et du bassin.

Bain de siège

Faites bouillir pendant 5 minutes, dans 1 litre d'eau, une poignée d'osier rouge. Filtrez et incorporez à un bain de siège tiède. Faites ce bain deux fois par jour, jusqu'à plusieurs jours après la disparition des douleurs.

Tisane

Hamamélis	20 g
Coudrier	30 g
Mille-feuille	15 g
Vigne rouge	30 g
Maté	5 g

Durant 10 minutes, faites infuser dans 1 tasse d'eau bouillante 1 cuillère à café de ce mélange. Filtrez et buvez chaque matin à jeun, durant 3 semaines.

Onguents

Réduisez en poudre fine du liège brûlé. Mélangez-le avec un blanc d'œuf et un peu d'huile d'amandes douces.
Cet onguent, sur un linge, sera appliqué sur la partie douloureuse.

Faites cuire un oignon dans du saindoux. Après l'avoir laissé refroidir dans un récipient en terre, appliquez le mélange sur la partie douloureuse.

Bains de siège
Faites régulièrement des bains de siège de jus de poireaux. Arrêtez immédiatement la consommation d'aliments épicés. Mangez du citron, buvez-en. Certains nous ont même dit d'appliquer une tranche de citron directement sur l'anus !

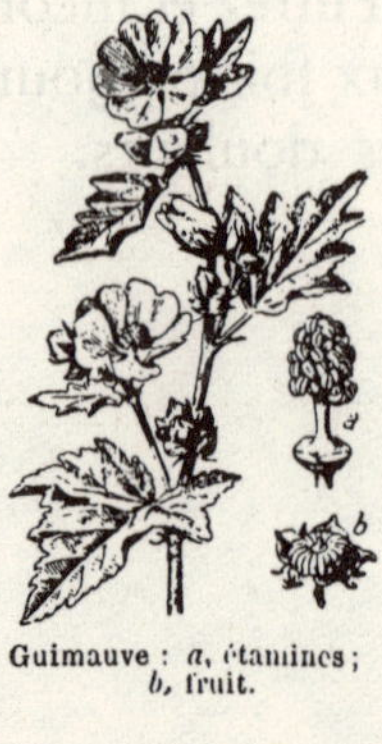

Guimauve : *a*, étamines ; *b*, fruit.

Herpès

Tisane (de nettoyage)

Pensée sauvage	25 g
Bardane (racines)	50 g
Menthe douce	25 g
Houblon	50 g
Ményanthe	50 g
Thym	50 g
Pissenlit (racines)	50 g
Ortie blanche	50 g
Pariétaire	50 g

Mélangez ces plantes dans un grand saladier. Comptez 5 cuillères à soupe de ce mélange pour 1,5 litre d'eau froide. Portez à ébullition pendant 2 minutes. Éteignez le feu et laissez infuser 15 minutes puis filtrez. Buvez cette tisane tous les jours, en totalité.
Suivez une première cure de 6 semaines ; attendez 3 semaines, et recommencez si nécessaire.

Huile
Procurez-vous de l'huile égyptienne, en magasin spécialisé. Frictionnez très doucement, du bout des doigts, les zones atteintes par l'herpès. Recommencez quatre fois par jour.

Homéopathie
L'homéopathie peut faire de véritables « miracles » contre l'herpès. Ne l'oubliez pas !

Indigestion

Tisane digestive

Véronique (feuilles et fleurs)	40 g
Mélisse (feuilles)	20 g
Tilleul (fleurs)e	20 g
Millepertuis (fleurs)	20 g
Souci (fleurs)	25 g
Verveine officinale (feuilles)	25 g
Gentiane (racines)	15 g
Angélique (racines)	15 g
Aunée (racines)	15 g

Comptez 1 cuillère à soupe de ce mélange pour 1 grande tasse d'eau. Portez à ébullition sans laisser bouillir. Laissez infuser 10 minutes. Filtrez et buvez chaud.

Eau-de-vie médicinale

Choisissez une excellente eau-de-vie de framboise (75 cl) et ajoutez-y :

Absinthe (feuilles)	5 g
Angélique (racines)	5 g
Aunée (racines)	5 g
Genièvre (baies)	5 g
Romarin (sommités fleuries)	5 g

Laissez reposer à l'ombre pendant 10 jours, en remuant la bouteille une fois par jour.
Buvez tous les soirs 1 verre à liqueur, après le repas.

Huiles essentielles

Demandez à votre pharmacien de vous confectionner le

mélange suivant (à parts égales dans un flacon de 15 ml) :

Huile essentielle de basilic
Huile essentielle de mélisse
Huile essentielle de verveine

Après le repas, prenez 6 gouttes (pas plus !) de ce mélange sur un sucre, pour aider à digérer.

Insomnie

Bains
Faites infuser 40 g de feuilles de mélisse pendant 15 minutes, dans 1,5 litre d'eau. Filtrez et ajoutez à votre bain.
Faites bouillir 400 g de racine de valériane dans 3 litres d'eau, durant 5 mintues, puis laissez infuser 10 minutes. Filtrez et ajoutez à l'eau du bain. Attention à l'odeur.

Automassage

Huile essentielle de camomille	10 ml
Huile essentielle de lavande	10 ml
Huile essentielle de verveine	10 ml

Juste en dessous des orteils, mettez 5 gouttes de ce mélange sur la plante des pieds, et massez dans le sens contraire des aiguilles d'une montre. Pratiquez ce massage au coucher, sur les deux pieds.

Tisane

Mille-feuilles	30 g
Coques d'amandes	30 g
Nénuphar	30 g
Aspérule odorante	30 g
Fleurs de houblon	30 g
Fleurs d'oranger	20 g
Racine de violette	20 g
Origan	15 g
Verveine	15 g

Comptez 1 cuillère à soupe de ce mélange pour un grand bol d'eau bouillante. Laissez infuser 10 minutes et buvez chaud en sucrant avec 1 cuillère à café de miel de lavande.
Voici une autre tisane, mieux adaptée aux enfants et personnes âgées :

Lotier corniculé (fleurs)	50 g
Tilleul (fleurs)	50 g

Dans 1 tasse d'eau bouillante, faites infuser une pincée de ce mélange durant 10 minutes. Filtrez, et buvez chaud, matin et soir.

Bain de pieds relaxant

Hysope (feuilles)	50 g
Bigaradier (feuilles)	50 g
Gentiane (racines)	25 g

Jetez la moitié de ce mélange dans un faitout rempli d'eau froide (4 litres environ). Faites bouillir 15 minutes, et laissez infuser 10 minutes. Sans filtrer, versez les plantes et l'eau dans une bassine ; ajoutez la quantité d'eau nécessaire pour faire un bain de pieds à 40 °C. Le bain doit durer 10 minutes. Essuyez vos pieds avec le plat de la main (pas de serviette !), puis frottez vigoureusement, pendant 2 minutes, chaque dessous de pied avec une brosse en chiendent.

Truc
Prenez un carré de soie violette de 21 cm sur 21 cm ; choisissez un beau violet foncé. Puis placez-le sous votre oreiller, et... endormez-vous !
Trop simple ? Essayez, c'est efficace, même si c'est inexplicable... pour le moment !

Intoxication alimentaire

(*voir Empoisonnement*)

Cocktail de jus de fruits

1 orange pelée
1 demi-citron pelé
1 pomme non pelée
1 poire non pelée

Passez le tout à la centrifugeuse en rajoutant 1 cuillère à café de levure de bière. Mélangez bien et buvez frais.

Bouillon de légumes
Prenez un artichaut moyen, mettez-le dans l'eau froide que vous portez à ébullition. Dès que l'eau bout, jetez-la. Ajoutez alors 5 gousses d'ail dans la casserole avec l'artichaut et recouvrez à nouveau d'eau froide. Laissez bouillir à feu doux pendant 15 minutes.
Buvez 1 bol de ce bouillon tiède, le matin à jeun (si vous le pouvez !). Ne renouvelez pas ce remède plus de 4 jours de suite, il vous irriterait la vésicule.

Migraine

Tisane

Hépatique des fontaines	30 g
Chardon-Marie	30 g
Mélisse	20 g
Reine-des-prés	20 g

Dans une tasse d'eau bouillante, versez 1 cuillère à soupe du mélange, laissez infuser 10 minutes, filtrez et sucrez au miel. Buvez 2 à 3 tasses par jour

Trucs

Buvez 1 tasse de café noir très chaud, coupé d'un jus de citron.

Si vous êtes sujet aux migraines fréquentes, buvez régulièrement des infusions de fleurs d'oranger, à raison de 4 g de fleurs pour un bol d'eau bouillante.

Respirez un oignon que vous épluchez vous-même.

Un emplâtre d'amandes écrasées, appliqué sur le front, calme également la migraine.

Truc surprenant

Racine d'iris commun	2 g
Feuilles de bétoine	5 g
Feuilles d'hysope	5 g
Feuilles de nicotine	5 g
Fleurs de muguet	2 g

Comme vous le feriez avec du tabac, prisez de ce mélange réduit en poudre.

Automassage

Huile essentielle de menthe	3 gouttes
Huile essentielle de camomille	3 gouttes
Huile essentielle de noix muscade	6 gouttes
Huile de pépins de raisin	1 cuillère à soupe

Avec votre pouce, cherchez les points douloureux sur votre visage et sur votre crâne. Massez ces zones avec le pouce humecté du mélange, en écrasant chaque point, et en effectuant un mouvement circulaire dans le sens des aiguilles d'une montre. Massez 1 ou 2 minutes par point.

Douche rééquilibrante

Le matin au lever, et le soir au coucher, prenez cette habitude : douchez-vous à l'eau tiède, et augmentez progressivement la chaleur jusqu'à ce que l'eau soit très chaude sur le pied droit.
Lorsque votre peau devient rouge, remontez derrière la jambe jusqu'à la fesse, puis redescendez sur le devant de la cuisse jusqu'au pied.
Répétez le mouvement plusieurs fois pour que la jambe soit entièrement rouge. Passez ensuite à la jambe gauche et effectuez le même traitement.
Dès que vos deux jambes sont rouges de chaleur, passez brutalement à l'eau froide, en commençant par les pieds et en remontant jusqu'en haut des cuisses ; durant 1 minute environ.
Par une stimulation de la circulation, par une action sur les zones réflexes des mollets et des pieds, cette forme d'hydrothérapie quotidienne peut, à elle seule, éliminer bien des migraines tenaces.

Friction aux essences
Imbibez votre mouchoir de 5 gouttes d'un mélange moitié essence de menthe, moitié essence de lavande : dès l'apparition de la migraine, frictionnez-vous les tempes avec votre mouchoir.

Automassage
Pincez fortement le lobe d'une oreille, puis de l'autre, près du point d'attache avec le crâne
Choisissez le point le plus douloureux, à droite ou à gauche, et massez ce point entre le pouce et l'index jusqu'à cessation de la douleur. Les meilleurs résultats seront garantis si vous effectuez ce massage avec une goutte du mélange suivant :

Huile essentielle de basilic	5 ml
Huile essentielle de menthe	5 ml

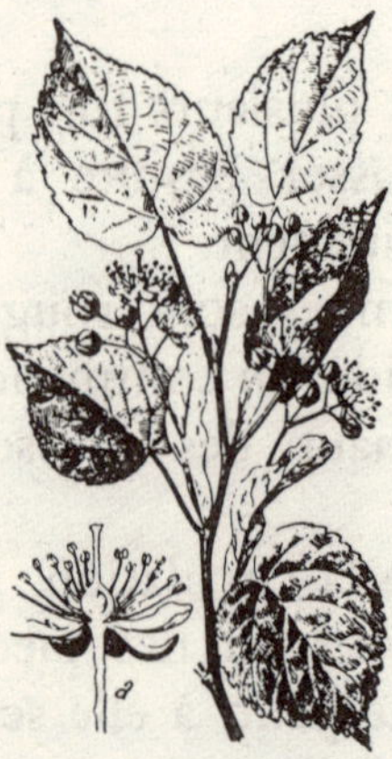

Tilleul : *a*, coupe de la fleur.

Mycoses

(du corps)

Compresse

Baies de myrtilles 60 g

Faites-les macérer, fraîches, dans 1/2 litre d'alcool à 60 ° ou mieux d'eau-de-vie de cidre, pendant 21 jours. Remuez le flacon énergiquement tous les jours.
Au bout de 3 semaines, filtrez. Ajoutez 10 ml d'huile essentielle de cannelle. Remuez pour bien mélanger. Appliquer en compresse tous les jours avec un linge de coton bien imbibé.

Bain

Achetez, dans un magasin spécialisé, un pot de base hydrodispersante pour bain, aux huiles essentielles. Dans 1 cuillère à soupe de ce produit, ajoutez 10 gouttes d'huile essentielle de sarriette, et faites dissoudre le tout sous le robinet de la baignoire.
Procédez de la même façon avec une autre cuillère à soupe de produit, en ajoutant cette fois 10 gouttes d'huile essentielle de géranium. Prenez ce bain tous les 2 jours ; votre mycose s'en ira en même temps que votre fatigue.

Mycoses
(des pieds)

Badigeon

Huile hyperoxygénée	50 ml
Huile essentielle de sarriette	10 ml

Mélangez bien les huiles dans un même flacon. Appliquez avec un petit pinceau, matin et soir, sur les ongles des pieds et entre les orteils. Insistez bien sur le pourtour des ongles.

Bain

Chou vert (coupé menu)	1/4
Herbe de prêle	25 g
Feuilles de sauge	25 g
Baies de genièvre écrasées	25 g

Faites bouillir ce mélange pendant 15 minutes puis laissez refroidir. Lorsque l'eau est à la bonne température (38/40 °) faites un bain de pied d'une dizaine de minutes, en laissant le chou et les plantes dans l'eau. Un bain par jour est nécessaire jusqu'à complète guérison.

Nausées

Automassage
Trouvez un point que les Chinois appellent : trae-iuann ; il se trouve à la base du pouce, à la jonction avec l'avant-bras, à l'endroit où se prend le pouls.
Massez, en tournant dans le sens contraire des aiguilles d'une montre, avec 3 gouttes d'huile essentielle de fenouil. Effectuez ce massage sur les deux pouces, en commençant à droite pour les droitiers et à gauche pour les gauchers.
Le massage sans huile essentielle est moins efficace.

Sucre aux huiles essentielles
Mélangez à parts égales dans un même flacon :

Huile essentielle de citron
Huile essentielle de marjolaine
Huile essentielle de bergamote

Procurez-vous un flacon de chaque huile (15 ml) que vous utilisez comme indiqué ci-dessus. Dès que vous vous sentez perturbé, préparez-vous un sucre avec 4 gouttes du mélange, et laissez-le fondre dans la bouche.

Nausées

(mal des transports)

Tisane (en cure de 2 mois, trois fois par an)

Artichaut (feuilles)	30 g
Fumeterre (plante fleurie)	30 g
Marjolaine (sommités fleuries)	30 g
Verveine officinale (sommités fleuries)	30 g
Tilleul (inflorescence)	30 g
Bigaradier (boutons floraux)	30 g

Dans 1/2 litre d'eau, jetez 2 cuillères à soupe de cette préparation, et portez à ébullition. Surtout, ne laissez pas bouillir. Dès les premiers frémissements de l'eau, éteignez le feu, couvrez et laissez infuser 10 minutes. Buvez cette tisane à midi, après le repas, et le soir au coucher.

Tisane (cure de 15 jours, avant de partir)

Basilic (sommités)	20 g
Menthe poivrée (sommités)	20 g
Angélique (racine)	25 g
Églantier (boutons de fleurs)	30 g

Dans 1 tasse d'eau bouillante, jetez 2 pincées de ce mélange ; laissez infuser 10 minutes et buvez chaud avant de vous coucher. 15 jours avant le voyage, adoptez cette cure, vous ne le regretterez pas.

Nervosité

Huiles essentielles (en cas d'urgence)

Huile essentielle de marjolaine	1 flacon
Huile essentielle de lavande	1 flacon
Miel de lavande	1 pot

Dans 1 cuillère à café de miel de lavande, ajoutez 2 gouttes de chacune de ces deux huiles essentielles et prenez le matin après déjeuner et le soir au coucher.
Ce traitement ne doit pas durer plus de 2 semaines. Ensuite, passez à la tisane.

Tisane sédative

Aubépine (fleurs)	30 g
Nénuphar (fleurs)	30 g
Houblon (cônes)	20 g
Mille-feuille	30 g
Violette (racines)	15 g
Origan (sommités)	10 g
Menthe poivrée	10 g

Dans 1 tasse d'eau bouillante, jetez 2 cuillères à café de ce mélange ; laissez infuser 10 minutes, filtrez et buvez chaud.

Bain de pieds du soir

Mélisse (feuilles)	50 g
Marjolaine (sommités fleuries)	50 g
Eau bouillante	3 litres

Jetez les plantes dans l'eau bouillante, couvrez et laissez infuser

15 minutes. Dans une bassine, ajoutez la quantité d'eau nécessaire pour un bain de pieds très chaud (40/42 °). Ce bain mélisse-marjolaine doit durer 15 minutes au moins et être suivi d'une douche froide des mollets, très rapide.

Conseils d'alimentation

Vous qui êtes victime d'une nervosité passagère ou permanente, surveillez aussi votre alimentation : supprimez les viandes, la charcuterie (y compris le jambon), le sucre, les féculents (qui se transforment en graisse), le café, le thé, l'alcool. Mangez beaucoup de carottes, de céleri, de persil, de cerfeuil, de chou, de haricots verts, de la laitue, de la scarole, de la frisée, des aubergines, de la betterave et du soja.

Pour les fruits, préférez les abricots (même secs), les pommes, les poires et les pruneaux.

N'oubliez pas les céréales complètes, du riz, de l'avoine, du sarrasin, du millet...

Buvez beaucoup d'eau ou de tisane, de préférence une heure avant chaque repas, c'est le meilleur moyen d'éliminer les toxines, sources de nervosité.

Obligez-vous à marcher, à bien respirer, à faire des efforts physiques, en respirant à fond.

Enfin, avant de vous lever, étirez-vous comme un chat, pendant 1 minute.

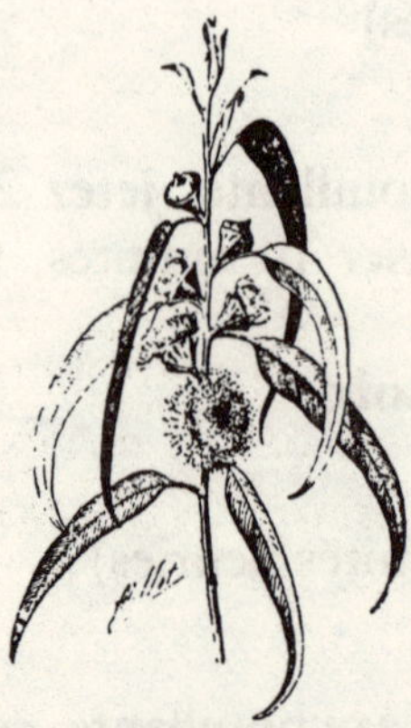

Eucalyptus.

Obésité

Tisanes

Pissenlit	50 g
Queues de cerises	50 g
Fucus	100 g
Romarin	50 g
Reine-des-prés	50 g
Anis	25 g

Mélangez toutes ces plantes dans un récipient. Comptez 4 cuillères à soupe pour 1 litre d'eau froide. Portez à ébullition 2 minutes, puis laissez infuser 10 minutes. Filtrez. Buvez le litre de tisane dans la journée en quatre ou cinq fois, entre les repas. Faites une cure de 14 jours par mois, en période de lune décroissante.

Frêne (feuilles)	30 g
Noyer (feuilles)	30 g
Bourdaine (écorce)	30 g
Cochléaria (feuilles)	30 g
Genêt (sommités)	30 g
Romarin (sommités)	20 g
Verge d'or (sommités)	20 g
Chiendent (racine)	20 g

Comptez 5 cuillères à soupe pour 1 litre d'eau froide. Portez à ébullition, sans laisser bouillir, et laissez infuser 10 minutes. Buvez dans la journée, toujours au moins 1 heure avant ou 2 heures après les repas.

Cocktails

Ananas	1/4 environ
Poire	1 à 2
Citron	1/2

Passez ces fruits à la centrifugeuse et buvez ce cocktail à jeun, le matin, 1/2 heure au moins avant le petit déjeuner.

Tomates	2
Céleri	1 branche
Chou vert	1 feuille
Persil	1 petite poignée

Passez ces légumes à la centrifugeuse et buvez ce cocktail frais 1 heure avant le repas du soir. Ce régime est à suivre pendant 15 jours, en prenant soin d'éliminer de votre alimentation le sucre, les graisses, le pain et les fécules.

Bain

Huile essentielle de sauge	5 ml
Huile essentielle de thym	5 ml
Huile essentielle de citron	5 ml
Huile de noyau hydrogénée	25 ml
Huile de pépins de raisin Codex	60 ml

Le pharmacien vous fera ce mélange, dont 3 cuillères à soupe seront nécessaires pour un grand bain chaud (39 à 42 °). Restez 15 minutes dans l'eau (à moins que vous n'ayez la tête qui tourne ; dans ce cas, sortez du bain !).
N'oubliez pas qu'un bain chaud doit être suivi d'une rapide douche froide des jambes pour stimuler la circulation. Prenez ce bain trois fois par semaine.

Oreilles

(bouchées, rouges, qui sifflent...)

Bouchon

Le bouchon de cérumen sautera comme suit :

Glycérine neutre	20 g
Carbonate de soude	2 g

Glissez dans l'oreille, matin et soir, 4 gouttes du mélange tiède ci-dessus.

On peut obtenir sensiblement le même résultat avec juste un peu d'eau tiède déposée dans le conduit auditif et en conservant un moment la tête posée sur l'autre oreille, bien à plat. L'eau dissoudra le cérumen.

Rougeurs

Ce problème se pose souvent à certaines personnes qui supportent mal les grands froids. Pour atténuer ces rougeurs, jetez 1 cuillère à soupe de fleurs de foin dans un grand verre d'eau bouillante. Laissez infuser 10 minutes et faites des compresses que vous maintiendrez au moins un quart d'heure sur les oreilles grâce à un foulard.

Les enfants qui souffrent du froid aux oreilles apprécieront des compresses d'alcool camphré (surtout, pas de friction !).

Sifflements

Huile essentielle de lavande	10 ml

Placez une goutte de cette huile sur chacun de vos annulaires ; puis avec le bout des doigts massez-vous les tempes en appuyant très fort, et en tournant doucement. Vous trouverez facilement le point à masser, car il doit être douloureux. Lors du massage, seule la peau doit bouger, pas les doigts.

Otites

Huile de lis

Lis frais (pétales)	100 g
Huile d'olive vierge pressée à froid	25 cl

Laissez macérer les pétales de lis dans l'huile d'olive durant 15 jours. Passé ce délai, faites chauffer la macération au bain-marie pendant 3 heures (en laissant les pétales de lis dans l'huile). Puis ôtez les pétales en filtrant soigneusement l'huile.
En cas de douleurs d'oreilles :
Imprégnez un petit coton de cette huile. Placez ce coton dans votre oreille douloureuse, le soir en vous couchant. Vous pouvez replacer un coton imbibé le matin, si nécessaire. Et si vous êtes à la neige, dans le froid en général, placez un petit coton d'huile de lis tous les jours dans l'oreille sensible : vous n'aurez plus de douleurs.

Recette plus rapide
Passez à la centrifugeuse un petit bouquet de persil ; recueillez le jus et ajoutez 1 cuillère à café de jus de citron. Trempez un petit coton dans de l'huile d'olive vierge, essorez-le bien. Trempez à nouveau le coton dans le jus de persil-citron. Placez-le dans votre oreille jusqu'à cessation de la douleur, en le changeant matin et soir.

Parasites

Pour supprimer les poux :
Réduisez en poudre de l'écorce de sassafras et frottez vos cheveux. Enveloppez votre tête avec un foulard pour empêcher la poudre de tomber. Le lendemain matin, lotionnez vos cheveux avec une décoction de 20 g de thym par litre d'eau. Et, lavez les cheveux le soir venu, avant le coucher.

Un bon moyen pour supprimer les poux consiste à graisser abondamment ses cheveux avec de l'huile d'olive.

Piqûres

Abeilles
Trouvez des pavots blancs et faites une incision à la tête de la fleur. Faites couler le suc laiteux sur la piqûre : la douleur se calmera.

Guêpes
Faites immédiatement un cataplasme avec une feuille de sauge blanche sur la piqûre.

Piqûres diverses (animales)
Dès que vous êtes piqué par une bête, mâchez du plantain et frottez-en aussi la plaie.

Vous pouvez aussi mettre un glaçon sur la piqûre, ce qui évitera la propagation du venin et atténuera la douleur.

Un vieux truc consiste aussi à... faire pipi sur la piqûre ! Le chlore, le potassium ou l'un des acides de l'urine (urique, hippurique, aminé) agissent de manière immédiate sur les plaies cutanées et ont la faculté de faire resurgir les corps étrangers — dards ou piquants — qui s'y trouvent.

Rhumatismes

Massage local

Huile essentielle de romarin	10 ml
Huile essentielle de cyprès	10 ml
Huile essentielle de lavande	10 ml
Huile essentielle de genévrier	10 ml
Huile essentielle d'amandes douces	100 ml

Ajoutez à l'huile essentielle d'amandes douces 25 gouttes de chacune des huiles essentielles citées.
Pour tous les rhumatismes du bras, massez dans le sens des aiguilles d'une montre, un point précis situé à égale distance du poignet et du coude sur la face externe de l'avant-bras, juste au milieu, dans le sens de l'épaisseur.

Massage en profondeur

Huile d'olive vierge première pression à froid	1/2 litre
Serpolet	10 g
Romarin	10 g

Origan	10 g
Camomille	30 g

Mettez l'huile et les plantes dans un récipient. Faites chauffer au bain-marie pendant 3 heures. Filtrez. Ajoutez 10 ml d'huile essentielle de genévrier. Utilisez en massage sur toute la zone douloureuse.

Cataplasme pour rhumatisme chaud

(articulation chaude au toucher et gonflée, avec parfois une peau rouge)

Mettez de la glace dans un sac en plastique et appliquez la poche sur l'articulation douloureuse, en prenant soin de mettre un linge de coton entre la peau et le plastique pour éviter une irritation. Laissez en place une heure, minimum. Au début, le mal s'accentuera, puis petit à petit la douleur disparaîtra pour laisser place à une sorte d'anesthésie locale. En cas de crise aiguë, vous pouvez renouveler l'application trois fois par jour.

Cataplasme pour rhumatisme froid

(la douleur est venue sournoisement, sans que l'articulation soit différente)

Confectionnez-vous un sac de toile de coton, suffisamment grand pour recouvrir votre articulation. Remplissez-le de fleurs de bruyère. Mettez-le dans un four très chaud pendant 10 minutes. Placez-le ensuite sur l'articulation douloureuse pendant 1/2 heure.

Bains

Huile essentielle de thym	10 ml
Huile essentielle de pin	10 ml
Huile essentielle de camomille	5 ml
Huile de noyau hydrogénée	35 ml
Huile de pépins de raisin	40 ml

Mettez 3 cuillères à soupe de cette préparation pour un grand bain chaud. Restez dans ce bain 10 à 15 minutes, puis terminez par une douche froide pour éviter les troubles circulatoires.
Prenez trois bains par semaine l'hiver et deux bains par semaine l'été.

Rhume

Tisane

Thym	30 g
Marjolaine	30 g
Lavande	20 g
Eucalyptus	20 g

Jetez 1 cuillère à soupe dans un quart de litre d'eau bouillante. Laissez infuser 10 minutes et buvez 4 tasses par jour, bien chaudes, en sucrant avec du miel.

Inhalation
Faites bouillir pendant 5 minutes une casserole d'eau dans laquelle vous aurez jeté une poignée de thym ; ajoutez au dernier moment le jus d'un citron.
Placez-vous au-dessus du récipient contenant le liquide très chaud et couvrez-vous la tête avec une grande serviette. Restez ainsi une dizaine de minutes en inspirant largement par la bouche, puis par le nez.

Infusion
Buvez une infusion de fleurs de sureau au début du rhume . 5 g dans 1/2 litre d'eau. Buvez une tasse chaque jour avant le coucher.

Sinusite

Compresses
Prenez 5 feuilles de laurier et 5 feuilles de sauge. Mettez-les à bouillir pendant 3 minutes dans un bol d'eau. Trempez un linge de coton dans cette décoction, essorez et appliquez-le chaud sur les sinus.

Inhalations
A parts égales dans un flacon de 15 ml :

Huile essentielle de cajeput
Huile essentielle de cyprès
Huile essentielle d'eucalyptus
Huile essentielle de pin

Mettez 5 gouttes pour 1 bol d'eau bouillante. Mettez votre visage au-dessus de la préparation fumante, en vous couvrant la tête d'une grande serviette. Respirez fortement par les narines.

Régime
Mangez tous les jours, aux deux repas, une salade assaisonnée au vinaigre de cidre et à l'huile de sésame, à laquelle vous

ajouterez de l'huile essentielle d'estragon (10 gouttes d'estragon pour 1 litre d'huile de sésame).

Tisane

Eucalyptus	20 g
Thym	30 g
Genièvre	20 g
Myrte	10 g
Bourgeons de pin	20 g

Jetez 1 cuillère à soupe de ce mélange dans 1 bol d'eau bouillante ; laissez infuser 10 minutes. Buvez 3 à 4 tasses par jour, chaudes, avec chaque fois une bonne cuillère de miel.

Spasmophilie

Tisane

Prêle	50 g
Pariétaire (feuilles)	50 g
Ményanthe	25 g
Pissenlit (racines)	50 g
Fraisier (feuilles)	50 g

Comptez 4 cuillères à soupe de ce mélange pour 1 litre d'eau froide. Faites bouillir 2 minutes et laissez infuser 10 minutes. Filtrez et buvez pendant deux jours entre les repas.

Jus de fruits

Passez à la centrifugeuse, en même temps, 2 tranches d'ananas frais et 1 orange. Versez dans un verre, dans lequel vous ajouterez 1 cuillère à café de blé germé en poudre et un quart de cuillère à café de poudre d'argile verte.

Alliance fenouil-mélilot

Tous les jours, prenez 2 gélules de mélilot et 2 gélules de fenouil, matin et soir, pendant 3 semaines. Arrêtez une semaine, puis recommencez.

Poudre de coquilles d'huîtres

Prenez 3 coquilles d'huîtres ; jetez-en la partie plate et ne gardez que la partie creuse. Lavez-les soigneusement, faites-les sécher à four très chaud pendant 15 minutes. Ensuite, pilez ces coquilles dans un mortier pour les réduire en poudre très fine. Mélangez un quart de cuillère à café de cette poudre à vos aliments tous les jours. La poudre de coquille d'huîtres vous apporte les 69 métalloïdes dont votre organisme a besoin tous les jours pour fonctionner au mieux.

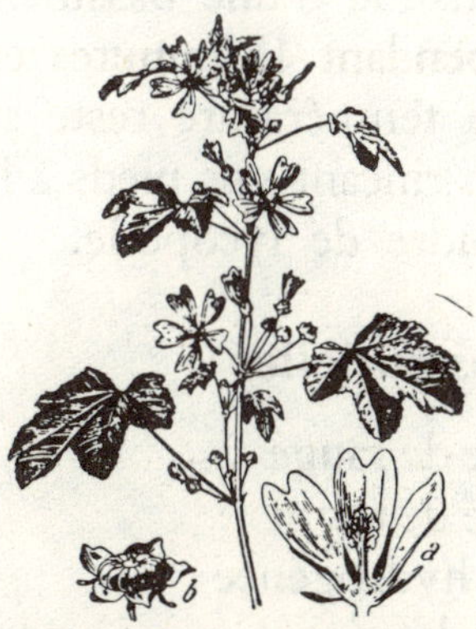

Mauve : *a*, coupe de la fleur ; *b*, fruit.

Sueurs

Tisane régulatrice

Cônes de houblon	50 g
Sauge	50 g
Thym	50 g
Bigaradier	50 g
Prêle	50 g

Jetez 4 cuillères à soupe de ce mélange dans 1 litre d'eau bouillante, laissez infuser 10 minutes et filtrez.

Bain de pieds désinfectant

Prêle	50 g
Feuilles de frêne	50 g
Bourrache	50 g
Bourgeons de pin	50 g

Jetez 4 cuillères à soupe de ce mélange dans 1 litre d'eau froide, faites bouillir 5 minutes et filtrez. Ajoutez cette décoction à l'eau chaude d'une bassine.
Baignez les pieds pendant 15 minutes en ajoutant de l'eau chaude pour que la température reste stable.
Terminez ce bain en rinçant vos pieds à l'eau froide et en les saupoudrant de poudre de lycopode.

Bain aux huiles essentielles

Huile essentielle de sauge	10 ml
Huile essentielle de thym	10 ml
Huile de noyau hydrogénée	30 ml
Huile de pépins de raisin	100 ml

Versez 1 cuillère à soupe de ce mélange dans votre bain, température de 38/40 °. Restez-y pendant 15 minutes environ.
Immédiatement après ce bain, faites une rapide douche froide des jambes.

Ténia

Alimentation
Mangez, le soir, une salade de pommes de terre assaisonnée avec 60 g d'huile de noix pure. Le ténia doit être expulsé le lendemain.

Pilez 40 g de semences de courge mondées. Mélangez avec 30 g d'huile de ricin et 30 g de miel d'Acacia. Mélangez le tout avec un verre de lait. Buvez le soir au coucher après être allé à la selle. Le ver solitaire doit être expulsé en une seule fois.

Potion

Extrait alcoolique de racines de grenadier	25 g
Suc de citron	50 g
Eau de menthe	50 g
Eau de tilleul	50 g

Prenez 1 cuillère à soupe de cette potion toutes les quatre heures.

Toux

Toux des fumeurs

Bourrache	15 g
Chiendent	15 g
Chicorée sauvage	10 g
Racines de pissenlit	10 g
Lierre	5 g

Jetez 2 g de ce mélange dans 1 tasse d'eau bouillante. Buvez matin, midi et soir 1 tasse de cette tisane.

Toux due à un refroidissement

Tussilage (fleurs)	35 g
Aurone (feuilles)	25 g
Mauve (fleurs)	20 g
Coquelicot (fleurs)	20 g
Asaret (feuilles)	5 g

Faites infuser 5 g de ce mélange toutes les 5 heures dans un grand bol d'eau bouillante. Passez, aromatisez avec du miel, et buvez très chaud.

Sirop de carotte

Percez une carotte bien fraîche avec une aiguille à tricoter, dans le sens de la longueur. Remplissez-la de sucre roux cristallisé. Suspendez-la au-dessus d'un bol en l'entourant d'une ficelle dans sa partie supérieure. Recueillez le sirop qui coule et buvez-la à raison d'une cuillère à café toutes les heures.

Jus de cresson

Passez 1/2 botte de cresson bien lavé au mixer. Recueillez le jus. Mélangez 1/2 verre de jus de cresson et 1/2 verre de lait froid. Buvez le matin à jeun et dans la journée avant le repas du soir.

Faites cette cure plusieurs jours de suite.

Ulcère gastrique

Tisane « d'urgence »

Graines de coriandre	3 g
Racines d'aunée (concassées)	15 g

Jetez ce mélange dans 1 litre d'eau froide, puis portez à ébullition durant 5 minutes. Hors du feu, rajoutez :

Feuilles de verveine	20 g
Feuilles de menthe poivrée	30 g
Feuilles de camomille	20 g
Feuilles de petite centaurée	20 g

Laissez infuser 5 minutes et filtrez. Buvez un grand bol de cette préparation, avec du miel, matin midi et soir.

Truc

Pour aider à la reconstitution de la muqueuse gastrique, faites pendant 3 semaines tous les 2 mois une cure de décoction de géranium.

Dans 1 litre d'eau froide, jetez 50 g de plante entière de géranium séché. Laissez tremper à froid durant 10 minutes.

Portez à ébullition pendant 2 minutes, puis laissez infuser pendant 15 minutes. Filtrez et buvez avec du miel à raison de 3 tasses par jour, avant les deux principaux repas et avant le coucher.

Varices

Tisane

Vigne rouge (feuilles)	50 g
Ortie blanche (fleurs)	25 g
Fraisier (feuilles)	50 g
Mélisse (feuilles)	25 g
Prêle (plante)	50 g
Pensée sauvage (feuilles)	25 g
Reine-des-prés (fleurs)	25 g

Mélangez les plantes ensemble, comptez 5 cuillères à soupe du mélange pour 1 litre d'eau froide. Laissez macérer 1 heure. Portez à ébullition, mais éteignez dès les premiers frissons (si vous laissez bouillir, vous annulez les propriétés de la plupart des plantes !). Laissez infuser en couvrant 10 minutes ; filtrez. Buvez dans la journée, en trois fois : à jeun, 1 heure avant le repas du midi, 1 heure avant le repas du soir.

Massage

Huile égyptienne	100 ml
Huile essentielle de cyprès	15 ml
Huile essentielle de menthe	5 ml

Mélangez les trois huiles ensemble et secouez énergiquement le flacon avant chaque emploi.
Matin et soir, allongez-vous et massez-vous légèrement avec quelques gouttes, en effleurant votre jambe, de la cheville jusqu'au haut des cuisses.

Bain

Huile essentielle de cyprès	5 gouttes
Huile essentielle de genévrier	5 gouttes
Huile essentielle de sarriette	5 gouttes
Base hydrodispersante	2 cuillères à soupe

Incorporez ce mélange à votre bain (38°) qui devra durer au moins 15 minutes. Prenez immédiatement après une douche froide des jambes, d'au moins 3 minutes, afin d'améliorer la circulation sanguine.

Massage
Avec le jus d'un citron, faites un massage quotidien, en remontant toujours vers le cœur. De plus, buvez le jus d'un citron entier chaque jour.

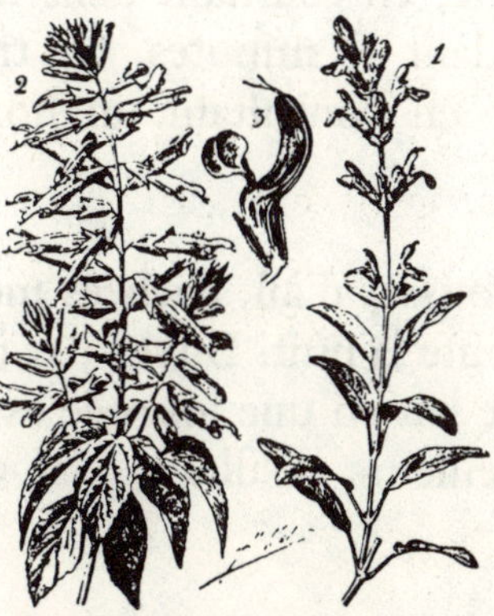

Sauge : 1. Officinale 2. Eclatante : 3. Coupe de la fleur de la sauge des prés.

Verminoses
(vers intestinaux)

Cataplasme
Hachez 3 gousses d'ail très finement et mettez-les à macérer pendant 1 journée dans un quart de litre de lait. Le soir, faites bouillir le lait en y ajoutant une poignée de feuilles d'absinthe séchées (ou fraîches, c'est mieux).
Appliquez ce cataplasme tiède sur le nombril, entourez la taille d'une flanelle et conservez-le, si possible, toute la nuit. Renouvelez deux ou trois fois, si nécessaire.

Friction

Huile essentielle d'estragon	3 g
Huile essentielle de carotte	2 g
Labrafil codex	20 ml
Huile de pépins de raisin codex Q.S.P.	90 ml

Frictionnez-vous le ventre tous les soirs, cinq jours avant les changements de lune, en tournant dans le sens des aiguilles d'une montre, pendant 10 minutes. Ce traitement peut être utilement complété en consultant un homéopathe.

Lait à l'ail
Laissez macérer 5 gousses d'ail, hachées menu, dans 1 litre de lait froid pendant toute la nuit. Buvez par petits verres dans la journée. Un litre de lait en une journée est un traitement qui doit donner les meilleurs résultats... si vous aimez l'ail !

Vin apéritif
Prenez 20 g de semences de carottes broyées et mettez-les à

macérer avec 75 g de sommités fleuries d'armoise dans 1 litre de très bon vin blanc doux de Bordeaux, pendant 3 jours, en prenant soin de secouer plusieurs fois la bouteille. Après 3 jours, filtrez.
Buvez un verre à apéritif avant chacun des principaux repas.

Décoction
Laissez macérer 60 g de racine de grenadier, dans 1/2 litre d'eau, pendant 24 heures. Faites ensuite bouillir 15 minutes puis filtrez. Conservez au réfrigérateur et lorsque le liquide est très froid buvez-en trois fois, en espaçant les prises d'une 1/2 heure. Attendez 3 heures, et prenez une purge à l'huile de ricin (en pharmacie).

Verrues

Coquille d'huître
Prenez la partie creuse d'une coquille d'huître, passez-la au four très chaud 10 minutes, réduisez-la en poudre très fine à l'aide d'un mortier ; prenez une pointe de couteau de cette poudre matin et soir.
Sachez qu'il existe, en magasin spécialisé, des gélules de poudre de coquilles d'huîtres, si vous ne voulez pas la faire vous-même.

Complexe minéral
Pour parfaire l'action des coquilles d'huîtres, voici une formule d'origine animale et végétale :
Prêle - blé germé - pollen de fleur - fénugrec - algues - levure - lécithine de soja - laitance de poisson.

Vous les trouverez en maison spécialisée sous forme de compléments alimentaires présentés en pastilles. Prenez-en 3 avant les repas de midi et du soir.

Trucs

Coupez de jeunes rameaux de figuier et badigeonnez vos verrues matin et soir avec le suc qui s'en échappe.

Appliquez sur les verrues de petits emplâtres d'argile pure, mélangée avec un peu d'eau. Laissez sécher. Renouvelez l'opération jusqu'à disparition de la verrue.

Le suc des tiges de chélidoine est aussi très efficace, en badigeon.

Zona

Cataplasmes

Fromage blanc (50 % matières grasses)	1 kilo
Son de blé	15 cuillères à soupe

Faites ce mélange jusqu'à parfaite homogénéité, puis étalez-en 2 cm d'épaisseur sur un linge de coton. Appliquez sur toute la zone douloureuse.

Écrasez finement dans un mortier des boules et des feuilles de gui. Appliquez à même la peau en recouvrant d'une gaze.

Compresse

Eau de rose	25 cl
Teinture d'aconit	35 g

A faire préparer en pharmacie homéopathique.
Avec un coton, lotionnez doucement, plusieurs fois par jour, les zones douloureuses avec ce mélange

Tisane

Tige de douce-amère	20 g
Saponaire	20 g
Racine de patience	10 g
Salsepareille	20 g
Pensée sauvage	20 g
Racine de pissenlit	10 g

Comptez 6 cuillères à soupe de ce mélange pour 1 litre d'eau. Faites bouillir 10 minutes et infuser 5 minutes. Buvez tous les jours le litre jusqu'à guérison.

Quelques renseignements pratiques

LES ADRESSES DES GUÉRISSEURS

Jacques Alalouf

Toulouse :
30, avenue de Lespinet
31000 - Toulouse
Tél. : (61) 52.50.24
Consultations sur rendez-vous

Paris :
4, avenue St-Honoré-d'Eylau
75016 - PARIS
Tél. : (1) 45.53.58.59
Consultations sur rendez-vous

Karine Arz

Pont-L'Abbé :
3, rue Raymond Guénet
29120 - Pont-L'Abbé
Consultations tous les jours

Quimper :
8, rue Silguy
29000 - Quimper
Tél. : (92) 52.90.06
Consultations sur rendez-vous

Paul-François Blanc

10, rue du Capitaine Labourdette
56000 - Vannes
Tél. : (97) 54.31.21
Consultations tous les jours sur rendez-vous

Gérard Lebeau

16, boulevard Soult
75012 - Paris
Tél. : (1) 43.44.79.46
Consultations tous les jours sur rendez-vous

Robert Masson

11, rue Léo-Delibes
75116 - Paris
Tél. : (1) 47.27.57.40
Consultations tous les jours, de 13 heures à 20 heures, sur rendez-vous

Jacques Montagner

Rueil-Malmaison
58, route de l'Empereur
Pavillon 24
92500 - Rueil-Malmaison
Tél. : (1) 47.49.04.46
Consultations les mardis, vendredis, samedis, sur rendez-vous

Paris
Centre Linea Vinci
45, rue du Faubourg Montmartre
75009 - Paris
Tél. : (1) 48.24.05.82
Consultations les lundis et mercredis sur rendez-vous

Louis Puech

4, rue Edgar Mouton
30000 - Nîmes
Tél. : (66) 29.55.61
Consultations de 7 heures à 16 heures du lundi au vendredi

Jean-François Ridon

Villeneuve-la-Salle :
Centre Jean-François Ridon
Le Sporting
05240 - Villeneuve-la-Salle
Tél. : (92) 24.77.82
Centre ouvert toute l'année

Lyon :
31, boulevard Vivien Merle
Gare de la Part Dieu
69003 - Lyon la Part Dieu
Tél. : (72) 33.05.05
Consultations les lundis et mardis sur rendez-vous

Lazare Toupin

Quilliou Guegen
22340 - Maël Carhaix
Tél. : (96) 24.62.08
Consultations tous les jours

Lucien Waimber

60, rue Audran
94400 - Vitry-sur-Seine
Tél. : (1) 46.71.54.04
Consultations les mercredis et jeudis toute la journée et jusqu'à 12 heures le vendredi

Bibliographie

Acedo E., *Ces mains qui lisent les corps*, Chiron, 1983.
Alalouf J., *Des mains qui guérissent*, Laffont, 1975.
Barone E. et Mandorla J., *A.B.C. de l'hypnose*, Jacques Grancher, 1985
Amsallem C. et Rayjal M., *La beauté c'est naturel*, Balland, 1982.
Amsallem C. et Bontemps R., *Les maux des sportifs*, Balland, 1983.
Bessy M., *Bilan de la magie*, Albin Michel, 1964.
Bontemps M., *La santé par la nature en 10 leçons*, Hachette, 1975 ; *Les petits secrets des grands guérisseurs*, Générique, 1983.
Bontemps M. et Ridon J.-F., *La santé sans médicament (la sympathicothérapie)*, Balland, 1981.
Bontemps M. et R., *Mes secrets de santé*, Générique, 1983.
Bontemps M. et Docteur Cohen, *Vers une nouvelle médecine naturelle*, Générique, 1984.
Coxhead N., *Les pouvoirs de l'esprit*, Calmann-Lévy, 1976.
Dessaint J., *Le pouvoir des vrais guérisseurs*, Albatros, 1982.
Dextreit R., *La méthode harmoniste*, Vivre en harmonie, 1966.
Friedmann D., *Les guérisseurs*, A.M. Métailié, 1981.
Guyaunnaud J.-P., *Endormir par l'hypnose et éclairer par la sophrologie*, Maloine, 1976.
Hanoteau G., *Les doigts du miracle*, La Table ronde, 1975.
Herrera H., *L'herbier magique*, Belfond, 1982.
Abbé Julio, *Grands secrets merveilleux pour aider à la guérison de toutes les maladies physiques et morales*, Niclaus, 1981.
Kerharo J., *La pharmacopée traditionnelle sénégalaise*, Vigot frères, 1974.
Martineau G., *700 recettes de santé de ma grand-mère*, Jacques Grancher, 1977.
Masson R., *Soignez-vous par la nature*, Albin Michel, 1977. *La révolution diététique par l'entynotrophie*, Albin Michel, 1986.
Mességué M., *C'est la nature qui a raison*, Laffont, 1972 ; *Mon herbier de santé*, Laffont, 1975 ; *Mon herbier de beauté*, Laffont, 1979 ; *Mon herbier de cuisine*, Laffont, 1981 ; *Ces plantes qu'on assassine*, Laffont, 1984 ; *Des hommes et des plantes*, Laffont, 1984.
Mulot M.-A., *Secrets d'une herboriste*, Dauphin, 1984.
Nataf A., *Les preuves de la réincarnation*, Sand et Tchou, 1983.
Raillon J., *Alchimistes des plantes*, Jacques Grancher, 1981.
Renon J., *Les plantes et votre santé*, Jean Renon, 1980.
Sciuto G., *Les maîtres et les mystères du magnétisme*, Balland, 1979.
Smedt (de) M., *Guide de la France des guérisseurs*, Retz, 1978.

STOKVIS B., MONTSERRAT-ESTEVE S., et GUYAUNNAUD J.-P., *Introduction à l'hypnose et à la sophrologie*, Maloine, 1972.
VALNET J., *Phytothérapie*, Maloine, 1983 ; *Aromathérapie*, Maloine, 1984 ; *Dictionnaire pratique des médecines douces*, Le Hameau, 1976.
VERGNES G., *La médecine venue du fond des âges*, Laffont, 1979.

LES PLANTES

Les diverses plantes proposées pour confectionner les recettes qui suivent doivent impérativement être **non traitées.** Vous les trouverez dans les herboristeries, les magasins diététiques, certaines pharmacies ou réseaux de magasins spécialisés (La Vie Claire, Herbier de Provence, le Temps des Plantes...). Vous obtiendrez une liste complète des points de vente en écrivant aux adresses suivantes :

Compagnie de la Grande Forme
B.P. 44
34970 Maurin-Lattès

Plantes Mességué
Domaine de Bazillac
32000 Auch

Herbier de Provence
Zone industrielle (Z.I.) Paris-Nord II
70 rue de la Perdrix
95700 Roissy/Charles de Gaulle

Quel que soit l'endroit où vous les achèterez (pharmacie, magasin diététique, chaînes de boutiques spécialisées, etc.), il est indispensable que la mention « plantes médicinales biologiques garanties non traitées » soit indiquée sur le paquet, avec un numéro de référence de lot qui vous permette de réclamer, si vous le désirez, un double des analyses complètes ayant été effectuées sur ce lot de plantes.

TABLE DES MATIERES

Portraits de guérisseurs

Dictionnaire des affections courantes

Achevé d'imprimer en juillet 1986
sur presse CAMERON
dans les ateliers de la S.E.P.C.
à Saint-Amand-Montrond (Cher)
pour le compte des éditions Mengès
13, passage Landrieu - 75007 PARIS

Dépôt légal : mai 1986.
N° d'Éditeur : 383. N° d'Impression : 1260.